21世纪高等院校智慧健康养老服务与管理专业规划教材

老年人照护实训指导

主　编 ◎ 宋艳苹　刘书莲　蔡巧英
副主编 ◎ 赵　霞　孙水英　冯韵卉　曹春玲

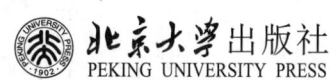

图书在版编目(CIP)数据

老年人照护实训指导 / 宋艳苹，刘书莲，蔡巧英主编. -- 北京：北京大学出版社，2025.8. -- (21世纪高等院校智慧健康养老服务与管理专业规划教材). -- ISBN 978-7-301-36550-2

Ⅰ. R473.59

中国国家版本馆CIP数据核字第20255R7Z86号

书　　　名	老年人照护实训指导 LAONIANREN ZHAOHU SHIXUN ZHIDAO
著作责任者	宋艳苹　刘书莲　蔡巧英　主编
策划编辑	桂　春
责任编辑	周　丹
标准书号	ISBN 978-7-301-36550-2
出版发行	北京大学出版社
地　　　址	北京市海淀区成府路205号　100871
网　　　址	http://www.pup.cn　新浪微博：@北京大学出版社
电子邮箱	编辑部 zyjy@pup.cn　总编室 zpup@pup.cn
电　　　话	邮购部 010-62752015　发行部 010-62750672　编辑部 010-62704142
印　刷　者	北京溢漾印刷有限公司
经　销　者	新华书店
	787毫米×1092毫米　16开本　15.5印张　407千字 2025年8月第1版　2025年8月第1次印刷
定　　　价	49.00元

未经许可，不得以任何方式复制或抄袭本书之部分或全部内容。
版权所有，侵权必究
举报电话：010-62752024　电子邮箱：fd@pup.cn
图书如有印装质量问题，请与出版部联系，电话：010-62756370

本书编委会

（按姓名汉语拼音排序）

蔡巧英　菏泽医学专科学校
曹春玲　北京百洋健康职业技能培训学校
冯韵卉　菏泽医学专科学校附属医院护养中心
付晨瑜　菏泽医学专科学校
郭晓慧　菏泽医学专科学校
李春兰　山东省立医院菏泽医院（菏泽市立医院）
李　辉　菏泽医学专科学校
李　宁　北京华方养老投资有限公司
刘书莲　洛阳职业技术学院
刘　彦　淄博市医疗急救指挥中心
卢　迪　天津医学高等专科学校
吕坤霖　菏泽医学专科学校
孟　爽　菏泽医学专科学校
乔　叶　菏泽医学专科学校
宋艳苹　菏泽医学专科学校
孙水英　山东中医药高等专科学校
赵　霞　菏泽医学专科学校

实操视频

前　言

根据联合国预测,在21世纪中叶,我国60岁以上人口将超过5亿,养老形势日益严峻。国家已将大力推进养老服务业发展、加强对养老产业人才培养作为积极应对人口老龄化严峻挑战的重要举措。中共中央、国务院《"健康中国2030"规划纲要》和教育部等九部门《关于加快推进养老服务业人才培养的意见》指出:加强养老服务相关专业教材建设……鼓励相关院校与行业、企事业单位联合编写养老服务相关专业特色校本教材。编者紧跟社会需求,积极响应应对人口老龄化国家战略,充分发挥医学资源人才优势,推动养老服务高质量发展,结合职业教育精品在线开放课程和国家职业教育专业教学资源库建设要求,联合相关企事业单位养老专家合作编写老年专业核心课程综合实训指导教材,分为《老年人照护实训指导》和《老年保健实训指导》两册。

《老年人照护实训指导》依据智慧健康养老服务与管理专业和老年保健与管理专业的国家教学标准,结合养老护理员、养老服务师和老年人能力评估师等国家职业技能标准,以岗位任务为主线,以执业能力为本位,以老年人的健康为中心,紧密围绕老年照护工作任务,涵盖老年专业核心课程的所有照护实训项目。本书以老年服务的典型工作岗位为基础进行整合,分为老年人健康照护实务、老年人社会工作实务、老年人智慧管理实务三个模块,包括老年人生活照护技术、老年人基础照护技术、老年人应急救护技术、老年常见病的照护技术、老年人安宁疗护技术、老年人际沟通与礼仪、老年人社会工作实践、老年人活动策划与组织、适老建筑与环境设计、智慧健康养老实践、养老机构经营与管理十一个项目,共七十四个典型工作任务,引入行业企业真实案例和服务项目,采用项目引领、任务驱动形式,通过具体的养老服务案例导入,帮助学生围绕任务展开学习,按照养老服务操作流程完成任务。

本书由院校优秀专业教师和养老机构一线技术能手合作编写,分工如下:项目一中,任务一至任务五由蔡巧英编写,任务六至任务八由曹春玲编写,任务九至任务十一由李春兰编写,任务十二至任务十五由付晨瑜编写;项目二中,任务一至任务三由李辉编写,任务四至任务六由孙水英编写,任务七至任务十由宋艳苹编写,任务十一至任务十三由刘书莲编写;项目三中,任务一至任务四由刘彦编写,任务五至任务七由卢迪编写;项目四由孟爽编写;项目五由赵霞编写;项目六中,任务一至任务九由乔叶编写,任务十至任务十二由吕坤霖编写;项目七由吕坤霖编写;项目八由郭晓慧编写;项目九由李宁编写;项目十由赵霞编写;项目十一由冯韵卉编写。本书特色是在技术操作中融入语言沟通和人文关怀,并拍摄了融入人文关怀的技术操作配套视频。目前全国还没有老年专业核心课程的综合实训指导教材,本书既可以作为高等职业院校智慧健康养老服务与管理专业和老年保健与管理专业实训指导教材,也可以作为养老护理员和养老服务机构员工培训、考评及自学资料使用。

由于编写体例有较大创新,同时受编者水平所限,虽已尽力完善,书中仍难免有疏漏和不妥之处,敬请广大读者指正,提出更加完善的意见和建议。

编者

2025 年 7 月

本教材配有教学课件及教案,如有老师需要,可扫描右边的二维码关注北京大学出版社微信公众号"北大出版社创新大学堂"(zyjy-pku)索取。

- 课件申请
- 样书申请
- 教学服务
- 编读往来

目　　录

模块一　老年人健康照护实务

项目一　老年人生活照护技术 ·· (3)
 任务一　老年人睡眠照护 ·· (3)
 任务二　老年人特殊口腔护理 ······································ (7)
 任务三　为卧床老年人床上洗头 ··································· (11)
 任务四　为老年人床上擦浴 ······································· (14)
 任务五　压疮的预防 ··· (20)
 任务六　为卧床老年人更换床单 ··································· (23)
 任务七　为老年人更换衣服 ······································· (27)
 任务八　协助老年人进食 ··· (32)
 任务九　协助老年人进水 ··· (35)
 任务十　戴鼻饲管老年人的进食照护 ······························· (38)
 任务十一　为老年人更换尿垫、纸尿裤 ····························· (42)
 任务十二　为留置导尿的老年人更换一次性集尿袋 ··················· (46)
 任务十三　老年人如厕照护 ······································· (50)
 任务十四　老年人床上便器的使用 ································· (53)
 任务十五　协助老年人更换体位 ··································· (57)

项目二　老年人基础照护技术 ·· (61)
 任务一　老年人拐杖的使用 ······································· (61)
 任务二　老年人轮椅转运 ··· (64)
 任务三　老年人平车转运 ··· (68)
 任务四　手卫生(七步洗手法、卫生手消毒) ·························· (72)
 任务五　无菌技术基本操作 ······································· (75)
 任务六　穿脱隔离衣 ··· (79)
 任务七　老年人口服给药照护 ····································· (82)
 任务八　老年人吸入给药照护 ····································· (86)
 任务九　老年人滴入给药照护 ····································· (89)
 任务十　老年人生命体征的测量技术 ······························· (98)
 任务十一　老年人温水(乙醇)拭浴 ································ (102)
 任务十二　老年人热水袋的使用 ·································· (106)

任务十三　老年人湿热敷的使用……………………………………………………(110)
项目三　老年人应急救护技术…………………………………………………………(115)
　　任务一　心肺复苏术………………………………………………………………(115)
　　任务二　老年人异物卡喉应对……………………………………………………(119)
　　任务三　老年人烫伤应对…………………………………………………………(122)
　　任务四　老年人摔伤后的初步处理………………………………………………(124)
　　任务五　老年人外伤初步止血……………………………………………………(127)
　　任务六　老年人骨折后的初步固定………………………………………………(130)
　　任务七　老年人骨折后的搬运……………………………………………………(133)
项目四　老年常见病的照护技术………………………………………………………(137)
　　任务一　老年人吸痰照护…………………………………………………………(137)
　　任务二　老年人氧疗照护…………………………………………………………(141)
　　任务三　老年人血糖的测量与记录………………………………………………(144)
项目五　老年人安宁疗护技术…………………………………………………………(149)
　　任务一　遗体照护…………………………………………………………………(149)

模块二　老年人社会工作实务

项目六　老年人际沟通与礼仪…………………………………………………………(155)
　　任务一　自我介绍和团队建设……………………………………………………(155)
　　任务二　自我表达和团队合作……………………………………………………(157)
　　任务三　我的老年观………………………………………………………………(159)
　　任务四　老年服务人员语言沟通之倾听与表达…………………………………(162)
　　任务五　老年服务人员非语言和类语言沟通……………………………………(164)
　　任务六　语言沟通与非语言沟通综合训练——演讲……………………………(167)
　　任务七　情景模拟——与不同情境下的老年人沟通……………………………(169)
　　任务八　情景模拟——与不同心境下的老年人沟通……………………………(172)
　　任务九　老年服务人员微笑及目光训练——微笑天使…………………………(175)
　　任务十　老年服务人员面部及头部妆饰训练——淡妆浓抹总相宜……………(176)
　　任务十一　老年服务人员举止礼仪训练——优雅天使…………………………(178)
　　任务十二　老年照护人员综合面试训练…………………………………………(181)
项目七　老年人社会工作实践…………………………………………………………(184)
　　任务一　个案工作…………………………………………………………………(184)
　　任务二　小组工作…………………………………………………………………(186)
项目八　老年人活动策划与组织………………………………………………………(190)
　　任务一　展示个人魅力及组建实训小组…………………………………………(190)
　　任务二　策划和组织老年人志愿活动……………………………………………(192)
　　任务三　策划和组织老年人节日活动……………………………………………(194)
　　任务四　策划和组织老年人娱乐休闲活动………………………………………(197)
　　任务五　策划和组织老年人体育活动……………………………………………(199)

任务六　策划和组织老年人文体活动 ……………………………………………… (201)
　　任务七　策划和组织老年人旅游活动 ……………………………………………… (202)
　　任务八　策划和组织老年人相亲活动 ……………………………………………… (204)
　　任务九　策划和组织老年人养生保健活动 ………………………………………… (206)
　　任务十　策划和组织老年人手工活动 ……………………………………………… (208)
　　任务十一　策划和组织关爱老年人活动 …………………………………………… (210)
项目九　适老建筑与环境设计 ………………………………………………………… (213)
　　任务一　老年人辅助器具的空间需求 ……………………………………………… (213)
　　任务二　适老建筑与环境的设计实例分析 ………………………………………… (215)

模块三　老年人智慧管理实务

项目十　智慧健康养老实践 …………………………………………………………… (221)
　　任务一　智慧养老体验 ……………………………………………………………… (221)
　　任务二　智慧社区养老 ……………………………………………………………… (223)
　　任务三　智慧机构养老 ……………………………………………………………… (224)
　　任务四　智慧养老产品 ……………………………………………………………… (226)
　　任务五　智慧健康养老服务体系设计 ……………………………………………… (228)
项目十一　养老机构经营与管理 ……………………………………………………… (230)
　　任务一　个性化照护计划的制订 …………………………………………………… (230)
　　任务二　意外伤害事件的案例分析 ………………………………………………… (233)
　　任务三　膳食服务管理案例分析 …………………………………………………… (234)
参考文献 ………………………………………………………………………………… (236)

模块一

老年人健康照护实务

项目一 老年人生活照护技术

任务一 老年人睡眠照护

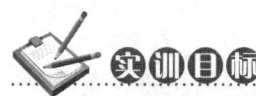

◇ 技能目标
学会为老年人布置睡眠环境和对老年人进行睡眠健康宣教。
◇ 知识目标
掌握为老年人布置睡眠环境的关键操作点及注意事项。
◇ 素质目标
1. 具有敬老、孝老、爱老理念和慎独的职业素养。
2. 具有耐心、爱心、细心、恒心、责任心,能做好老年人睡眠照护。

实训建议

1. 采用"理实一体"的教学方法,情景案例导入,情景模拟,由教师示教操作程序,演示操作过程,展现真实场景。教师在示教及演示操作的相应环节应强调安全风险及注意事项。
2. 学生分组进行情景模拟、角色扮演,练习操作过程,训练沟通技巧,应体现人文关怀,提升职业素养和职业能力。

1学时。

情景导入

李奶奶,77岁,患有骨质疏松、老年慢性支气管炎多年,白内障术后5年,脑卒中后3年。目前身体情况:左侧肢体活动不灵,左上肢屈曲在胸前,左下肢膝关节轻度屈曲强直,右侧肢体活动良好。现在晚上9点了,李奶奶还坐在房间的椅子上看电视。

> 工作任务：
> 假如你是李奶奶的照护员,请为李奶奶布置睡眠环境,协助她上床睡觉。

一、评估

(一)评估内容

评估老年人的性别、年龄、体重、病情、用药史、睡眠习惯等。

评估老年人肢体活动度,身体有无留置管道,有无睡前用药,有无身体不适;评估床铺、被褥是否适合,评估老年人睡眠环境。

(二)实施评估

轻敲房门,经老年人允许后进入房间。

照护员:李奶奶,您好!您在看电视呀,我是您的照护员李娜,请告诉我您的房间号、床号和姓名好吗?

老年人:301房间6床,李丽。

照护员:李奶奶,您好,听隔壁的王奶奶说您今天下午和她玩了很长时间,是不是感觉累了呀?现在已经9点了,我协助您上床休息吧,休息好才能身体好,一会儿我帮您布置一个舒适的睡眠环境,让您睡得更香、睡得更甜,好不好?一会儿需要协助您从椅子上转移到床上,并为您摆放右侧卧位,您能理解并配合我吗?您还有其他的疑问吗?

老年人:没有了。

照护员:李奶奶,那我先看一下您的肢体活动情况,您用力收缩左上肢,这样抓握您有感觉吗?像我这样活动一下右上肢,做一下屈肘的动作,您轻抬右上肢,我给您施加一点阻力,您还能坚持吗?您再用力收缩左下肢,这样抓握您有感觉吗?轻抬右腿,我给您施加一点阻力,您还能坚持吗?好的,李奶奶,谢谢您的配合。您的右侧肢体活动能力挺好的,左侧肢体虽然活动起来有些吃力,但也有进步了。一会在转移的过程中,您也要多多用力,您想啊,锻炼得多了,肢体功能恢复了,是不是就能做更多自己想做的事情了。

老年人:好的。

照护员:李奶奶,我看温度计上显示您房间的温度有些低,我现在帮您开启空调制热。(停一会儿)李奶奶,现在房间的温度是24 ℃,湿度是50%,空气清新,您觉得还舒适吗?您还有其他的需要吗?需要协助您去卫生间吗?

老年人:需要。

照护员:那您稍等,我去准备用物。

二、计划

(一)环境准备

环境应保持干净整洁,温度、湿度适宜,空气清新无异味,已提前开窗通风30 min。

(二)照护员准备

着装整洁,无长指甲,未佩戴首饰,已洗手。

（三）老年人准备

老年人已排空二便，无睡前药物，无留置导管，已取下义齿，已明确操作目的，了解操作过程及注意事项，愿意配合。

（四）用物准备

3个软枕、小夜灯、记事簿、便盆、水杯、棉被等用物已备齐，用物准备见表1-1。

表1-1 用物准备

序号	物品名称	数量	序号	物品名称	数量
1	治疗车	1辆	7	棉被	1床
2	软枕	3个	8	免洗手消毒液	1瓶
3	小夜灯	1个	9	笔	1支
4	记事簿	1本	10	记录单	1份
5	便盆	1个	11	医疗垃圾桶	1个
6	水杯	1个	12	生活垃圾桶	1个

三、实施

实施过程见表1-2。

表1-2 实施过程

操作步骤	沟通内容
1. 布置环境 (1) 关闭门窗，拉好窗帘 (2) 整理床铺	李奶奶，用物已经准备好了，我先给您布置一下睡眠环境好吗？为了隔绝外面的噪声，给您关上门和窗户，拉上窗帘（做出动作）*，倾听房间内无噪声，房间内无蚊虫。李奶奶，刚刚我已经将房间温度调至24℃，湿度为50%，并提前开窗通风30 min，您觉得还舒适吗？ 我再给您整理一下床铺，最近天气转凉，已经为您准备了一床较厚的被褥，您觉得这个被子的厚度还可以吗？被褥我给您这样S型折叠于对侧，按压被褥，软硬适中（检查对侧被子下面、枕头下面床铺平整无渣屑，在床尾拍松枕头，保证软硬适中）。李奶奶，您看枕头的高度还合适吗？（枕头的开口背门，将床铺整理整齐，包括枕头、床尾）李奶奶，床铺已经给您收拾好了，我现在协助您上床睡觉好吗
2. 协助老年人走到床边	李奶奶，我扶您站起来，没有不舒服吧？李奶奶，我扶您走到床边，慢慢坐下，您用右手支撑着床面，您坐稳了吗？我帮您脱去鞋子，现在您用右脚勾住左脚，我一手抱住您的肩膀，一手托住您的双腿，您的双腿慢慢向上屈，您自己先由手到肘慢慢地躺下
3. 健侧卧位 协助老年人采取右侧卧位	李奶奶，您这样躺着舒服吗？您要右侧卧位对吗？好，那我先协助您向左侧挪动一下，先挪动头部、肩部，您右腿屈膝，抬起臀部、双腿，您将头偏向我这一侧，您左手放于胸前，用右手保护好左手，我一手放在您的肩部，一手放在您的髋部，协助您向我这侧翻身

* 括号内代表照护员的动作或对沟通内容的解释。

续表

操作步骤	沟通内容
	我在您的背后放了一个大软枕,您身体放松。李奶奶,您的身体略向前倾,您的右侧上肢自然放置,左侧上肢向前平伸,手心向下,五指分开,下垫大软枕,避免腕、手悬空。李奶奶,您的左侧腿屈曲,呈跨步状,下垫软枕,髋、膝关节自然屈曲,避免足悬空,右侧肢体自然伸直,膝关节自然屈曲。李奶奶,您这样躺着还舒服吗?我给您盖好盖被,最近天气转凉,休息的时候注意保暖,您保护好您的双手,我保护好您的膝盖,我给您拉起床挡,我已经检查了双侧床挡安全
4. 离开房间 (1) 嘱咐老年人休息好,将轮椅摆放在固定位置备用,将小夜灯、水杯、便盆放在适当位置。 (2) 开启地灯,关闭大灯。 (3) 开门退出,关闭房门	李奶奶,今天为您布置的睡眠环境您感觉还舒适吗?您还有其他需要吗?我给您播放一首轻音乐,您放心,今天您没有完成的事情我都已经记下来了,明天我陪您一起完成,现在您闭上双眼,全身放松,您放心,我会一直陪着您的。(将老年人的小夜灯、水杯放在床头桌上,将便盆放在床尾椅上,方便老年人起夜。开启地灯,关闭大灯。观察到老年人安静入睡后,关闭音乐,轻步退出房间,透过玻璃窗观察老年人安静睡熟后方可离开,夜间加强巡视,观察老年人的睡眠情况)
5. 洗手、记录 洗手后,记录老年人入睡时间是晚上9点30分,呈右侧卧位,每隔2 h为老年人翻身1次,照护员签全名	

四、评价

1. 熟悉操作流程,操作步骤应准确。
2. 能做到安全转移。
3. 操作中随时与老年人沟通,并注意观察老年人的反应。
4. 沟通有效,老年人能主动配合,同时获得促进睡眠的知识与技能。

五、操作目的及注意事项

(一) 操作目的

为老年人布置舒适、安静的睡眠环境,使老年人获得充足、高质量的睡眠。

(二) 注意事项

1. 老年人睡前卧室要通风换气,避免因空气浑浊影响睡眠。
2. 根据季节变化准备适宜的被褥。
3. 注意枕头软硬、高低应适中。
4. 操作过程中,应注意动作轻柔、准确、安全。

任务二 老年人特殊口腔护理

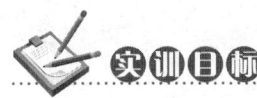

◇ 技能目标
学会为老年人进行特殊口腔照护,保证操作过程规范、安全。
◇ 知识目标
掌握老年人特殊口腔照护的操作目的和注意事项。
◇ 素质目标
1. 具有高度的责任心及科学、严谨、耐心细致的工作态度。
2. 具有敬老、孝老、爱老的职业素养。

实训建议

1. 采用"理实一体"的教学方法,情景案例导入,情景模拟,由教师示教操作程序,演示操作过程,展现真实场景。教师在示教及演示操作的相应环节应强调安全风险及注意事项。
2. 学生分组进行情景模拟、角色扮演,练习操作过程,训练沟通技巧,应体现人文关怀,提升职业素养和职业能力。

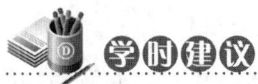

2学时。

> **情景导入**
> 李奶奶,80岁,脑卒中瘫痪导致其长期卧床、吞咽困难、言语不清、无法正常进食,只能进食流质食物,无法自行完成口腔清洁。李奶奶最近进食情况不好,经常会悄悄落泪,于是照护员上报给医生。医生查看时发现李奶奶口腔内有异味。
> 工作任务:
> 假如你是李奶奶的照护员,请按照照护计划为李奶奶进行口腔清洁。

一、评估

(一) 评估内容

评估老年人全身状况、心理状态及合作程度,评估有无义齿,有无口腔溃疡、牙龈出血等情况。

(二) 实施评估

轻敲房门,经老年人允许后进入房间。

照护员:李奶奶,您好!我是您的照护员李娜,请告诉我您的房间号、床号和姓名好吗?

老年人:301房间1床,李丽。

照护员:李奶奶,今天休息得好吗?

老年人:挺好的。

照护员:李奶奶,到做口腔护理的时间了,口腔护理就是用湿润的棉球擦拭您的口腔,保持您的口腔清洁,预防口腔疾病。您放心,我会非常小心地擦拭您的口腔。在操作过程中,若您有任何不适就举手示意我,好吗?您先张口,我检查一下您的口腔情况。李奶奶,您的口腔黏膜完好,无溃疡、出血的情况,也没有活动性义齿。您这样躺着还舒服吗?需要协助您去卫生间吗?

老年人:不需要。

照护员:李奶奶,请您稍等,我去准备用物。

老年人:好的。

二、计划

(一) 环境准备

环境应保持干净整洁,光线明亮,温度、湿度适宜。

(二) 照护员准备

着装整洁,无长指甲,未佩戴首饰,已洗手并佩戴口罩。

(三) 老年人准备

老年人平卧于床,头偏向照护员一侧,明确操作目的,了解操作过程及注意事项,愿意配合。

(四) 用物准备

物品应摆放合理,避免被污染,用物准备见表1-3。

表1-3 用物准备

序号	物品名称	数量	序号	物品名称	数量
1	治疗车	1辆	11	漱口液	1瓶
2	大治疗盘	1个	12	吸管	1个
3	弯盘	1个	13	毛巾	1条
4	治疗碗(内盛16~18颗棉球)	1个	14	润唇膏	1支
5	污物碗	1个	15	医用无菌棉签	1包
6	镊子	1把	16	免洗手消毒液	1瓶
7	弯血管钳	1把	17	笔	1支
8	压舌板	3个	18	记录单	1份
9	手电筒	1个	19	医疗垃圾桶	1个
10	漱口杯(内盛温水)	1个	20	生活垃圾桶	1个
要求:3~8项为口腔护理包,必要时备开口器。					

三、实施

实施过程见表1-4。

表1-4 实施过程

操作步骤	沟通内容
1. 核对告知 (1) 将治疗车推于老年人床头,与老年人核对,向老年人解释。 (2) 摆放老年人体位:侧卧位,面向照护员	李奶奶,用物准备好了,我们可以开始了吗?请您将头转向我这一侧
2. 铺巾、置盘 将毛巾铺在老年人胸前及右侧颌下枕头上,弯盘置于老年人右侧颌下	李奶奶,为了防止污染您的衣服和被褥,给您铺一条毛巾,放置一个弯盘
3. 观察口腔 叮嘱老年人张口,如口唇较干,可先用棉球湿润口唇。照护员左手用压舌板轻轻撑开老年人的颊部,右手持手电筒观察其口腔黏膜情况,手电筒归位(手电筒放置在口腔护理包右侧外部,避免污染口腔护理包)	李奶奶,您张口,我看一下您的口腔情况,您的口腔黏膜完好,无出血、感染的情况
4. 协助漱口 协助老年人通过吸管吸温水漱口	李奶奶,您吸一口水漱漱口,将水吐在弯盘里
5. 擦拭口腔 (1) 清点治疗碗内棉球数量(16颗)。 (2) 用漱口液将棉球浸湿。 (3) 拧干棉球,湿度适宜。左手持镊子,右手持弯血管钳,镊子夹棉球,从上向下递于弯血管钳夹紧1/3,镊子在上,弯血管钳在下,不可相碰,成90°,在污物碗上方绞干,以不滴水为宜。 (4) 按顺序擦洗,方法正确,每颗棉球擦拭一个部位。 ① 第一颗棉球湿润口唇,再依次擦洗口腔。 ② 擦洗对侧牙齿外侧面,由内向外纵向擦洗至门齿。 ③ 擦洗近侧牙齿外侧面,由内向外纵向擦洗至门齿。 ④ 纵向擦洗对侧上牙内侧面。 ⑤ 螺旋擦洗对侧上牙咬合面。 ⑥ 纵向擦洗对侧下牙内侧面。 ⑦ 螺旋擦洗对侧下牙咬合面。 ⑧ 弧形擦洗对侧颊部。 ⑨ 同法擦洗近侧各部位。 ⑩ "Z"字形擦洗硬腭,横擦舌面,"U"形擦洗舌下。 (5) 检查是否擦拭干净	李奶奶,咱们开始口腔护理了,您张开嘴巴,咬合牙齿,我给您擦一下左外侧面,这个力度还合适吗?我再给您擦右外侧面,您张开嘴巴,咬合牙齿,您配合得真棒!李奶奶,您张开嘴巴,露出牙齿,我们先擦左边,左牙上内侧面,不擦的时候您可以闭上嘴巴休息一会儿,左上牙咬合面,左下牙内侧面,左下牙咬合面,左侧颊部。如果您觉得口中有水,就举手示意我,我会协助您吐出来。这侧擦完舒服多了吧?该右边了,右上牙内侧面、右上牙咬合面,李奶奶,您坚持一下,一会儿就好了。右下牙内侧面、右下牙咬合面、右侧颊部。李奶奶您配合得真棒!这边也擦完了,舒服多了吧?再擦洗一下上颚,很好,就是这样,放轻松,还有舌面,您伸一下舌头,我会轻一点的,再擦洗舌下,您把舌头翘起来
6. 再次漱口 协助老年人漱口,擦净口唇及面部	李奶奶,您再吸口温水漱漱口。来,您吐在弯盘里

续表

操作步骤	沟通内容
7. 整理用物 (1) 清点棉球数量(16颗),擦洗前后数量相等。 (2) 左手取压舌板,右手拿手电筒。 (3) 再次检查确认牙龈无出血。 (4) 撤去弯盘,放于治疗车下层。 (5) 用毛巾擦干口周及面部,撤掉用物,放于治疗车下层。 (6) 用棉棒涂润唇膏。 (7) 用过的器械清洗、消毒以备下次使用;用过的棉球、棉签按医疗垃圾处理	李奶奶,口腔已经给您擦洗完了,您先咬合牙齿休息一下。(清点棉球数量,将棉球置于治疗车下层)李奶奶,我再看一下您的口腔情况,口腔黏膜完好、无破损,口唇没有干裂,我给您涂些润唇膏以保持口唇的湿润。李奶奶,口腔护理已经做完了,谢谢您的配合,您看您还有什么别的需要吗?您这样躺着还舒服吗?呼叫器还是给您放枕边了,您用手试一下,有事您按铃,我会及时赶过来的。李奶奶,那您先好好休息,我先出去了
8. 洗手、记录 洗手后记录口腔护理的时间、口腔情况、老年人反应	

四、评价

1. 熟悉操作流程,操作步骤应准确。
2. 动作轻柔,擦洗干净。
3. 操作中随时与老年人沟通,并注意观察老年人的反应。
4. 沟通有效,老年人能主动配合,同时获得口腔卫生保健的知识与技能。

五、操作目的及注意事项

(一) 操作目的

1. 保持口腔清洁、湿润,预防口腔感染等并发症。
2. 防止口臭、口垢,以增进食欲,保持口腔正常生理功能,使得老年人舒适。
3. 观察口腔黏膜和舌苔的变化及有无特殊口腔气味,提供病情变化的动态信息。

(二) 注意事项

1. 操作前后清点棉球数量,防止其遗留在口腔内堵塞呼吸道。
2. 擦洗时每次夹取一颗棉球,夹紧,棉球不宜过湿,以免老年人因吸入液体引起呛咳等意外情况发生。
3. 擦洗时动作要轻缓,以免碰伤口腔黏膜及牙龈。牙垢较多处可再取一颗棉球擦洗,直至擦净;擦拭上颚和舌面时,位置不可太深,避免老年人不适;每次张口擦拭时间不可过长。
4. 昏迷、意识不清的老年人禁忌漱口,需用开口器时应从臼齿处放入,再慢慢撑开,不可强行撬开。
5. 对于长期使用抗生素的老年人,应注意观察其口腔有无真菌感染。绿脓杆菌感染者的用物按消毒隔离制度处理,污敷料应焚烧处理。

6. 如有活动义齿应先取下,用牙刷刷净义齿各面,用冷水冲洗干净,待老年人漱口后戴上。暂时不用的义齿,浸于冷开水中备用,每日更换一次清水。不可将义齿浸于热水或乙醇中,以免义齿变色、变形或加速老化。

任务三　为卧床老年人床上洗头

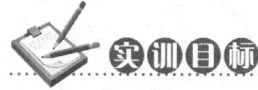

◇ 技能目标

学会使用马蹄形垫法为卧床老年人进行床上洗头,遵循操作流程,注意节力,保证操作过程规范、安全。

◇ 知识目标

掌握卧床老年人床上洗头的操作目的和注意事项。

◇ 素质目标

1. 具有"以老年人为中心"的职业素养,关心、关爱老年人。
2. 具有精益求精的工匠精神,热爱老年事业。

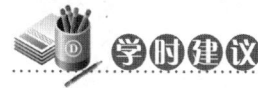

1. 采用"理实一体"的教学方法,情景案例导入,情景模拟,由教师示教操作程序,演示操作过程,展现真实场景。教师在示教和演示操作的相应环节应强调安全风险及注意事项。
2. 学生分组进行情景模拟、角色扮演,练习操作过程,训练沟通技巧,应体现人文关怀,提升职业素养和职业能力。

2学时。

情景导入

75岁的肖奶奶,一侧肢体偏瘫,长期卧床。肖奶奶是个爱美、爱干净的老年人,虽然头发已经花白且非常稀疏,但仍希望每天将头发梳理整齐,且每隔两天就要洗一次头。

工作任务:

假如你是肖奶奶的照护员,请按照照护计划为肖奶奶进行卧位洗头。

一、评估

(一) 评估内容

评估老年人的身体情况、意识状态、对床上洗头的认识、心理状态及配合程度。

(二) 实施评估

轻敲房门,经老年人允许后进入房间。

照护员:肖奶奶,您好,我是您的照护员王艳,请告诉我一下您的房间号、床号和姓名好吗?

老年人:301房间8床,肖明。

照护员:肖奶奶,您好!您今天感觉怎么样?

老年人:感觉挺好的。

照护员:看您今天精神不错,为了使您更舒适,保持头发清洁,今天给您洗一下头发,可以吗?

老年人:可以。

照护员:您用过马蹄形垫法洗头吗?

老年人:没有。

照护员:为了方便您在床上洗头,需要将马蹄形垫放到您的头下,防止浸湿床单,整个洗头过程大约需要15 min,过程中您有什么不舒服就举手示意我,我们就停下来休息,肖奶奶,您能理解并配合我吗?

老年人:好的。

照护员:肖奶奶,您还有其他的疑问吗?还有其他需要吗?

老年人:没有了,不需要了。

照护员:好的,我去准备一下用物,请您稍等。

老年人:好的。

二、计划

(一) 环境准备

环境应保持干净整洁,光线明亮,温度、湿度适宜。

(二) 照护员准备

着装整洁,无长指甲,未佩戴首饰,已洗手。

(三) 老年人准备

老年人平卧于床,明确操作目的,了解操作过程及注意事项,愿意配合。

(四) 用物准备

物品摆放合理,用物准备见表1-5。

表 1-5　用物准备

序号	物品名称	数量	序号	物品名称	数量
1	马蹄形垫	1个	9	治疗车	1辆
2	大毛巾	2条	10	纱布	1包
3	洗发液	1瓶	11	棉球(以不脱脂棉为宜)	若干
4	梳子	1把	12	橡胶单	1条
5	水盆	1个	13	量杯	1个
6	水壶(水温40~45℃)	1个	14	免洗手消毒液	1瓶
7	污水桶	1个	15	医疗垃圾桶	1个
8	吹风机	1台	16	生活垃圾桶	1个

三、实施

实施过程见表1-6。

表 1-6　实施过程

操作步骤	沟通内容
1. 核对告知 携用物至床旁,核对后告知老年人。关闭门窗,调节室温至24~26℃。移开床旁桌,移床尾凳至床旁桌旁,将水盆、洗发液、水壶及污水桶放于方便操作处	肖奶奶,用物准备好了,我们可以开始洗头发了吗?先给您关好门窗,室内的温湿度已经调好了,我先把物品摆放一下
2. 安置体位 协助老年人取仰卧位,上半身斜向床边,将橡胶单、大毛巾置于枕头上,将枕头垫于老年人肩下。将马蹄形垫置于老年人后颈下,使其颈部枕于马蹄形垫的凸起处,老年人头部置于水槽中,马蹄形垫的下端置于脸盆或污水桶中	肖奶奶,我先放下床挡,协助您把头移到床边,您抬一下肩膀,我在您的肩背部放上一个枕头。在您的枕头上铺上橡胶单和大毛巾,防止浸湿枕头。在您后颈下放置一个马蹄形垫,您的颈部枕于马蹄形垫的凸起处,您的头部置于水槽中,马蹄形垫的下端置于脸盆或污水桶中
3. 松领围巾 松开衣领,向内翻折衣领,在老年人颈部围上毛巾并用别针固定	肖奶奶,现在给您松开衣领(向内翻折衣领),在您的颈部围上一条毛巾并固定
4. 保护眼耳 用棉球塞好双耳,用纱布盖好双眼	肖奶奶,为了防止污水流入您的眼睛和耳朵,我用纱布给您盖住眼睛,用棉球给您塞住耳朵
5. 正确洗发 松开老年人头发,冲少量温水,询问老年人水温是合适,冲湿头发后涂抹洗发液,用指腹揉搓头发并按摩头皮,用温水冲净,用颈部干毛巾擦净面部并包裹头发	肖奶奶,您感觉水温合适吗?头发已经冲湿了,给您涂上洗发液(先从发际线揉搓到头顶,再揉搓两侧的头发,最后揉搓头后部)。肖奶奶,我用温水给您把头发冲洗干净,再用您颈部的干毛巾包裹头发
6. 擦干头发 一手托住老年人头部,一手撤去马蹄形垫,将枕头移回老年人头下,取下眼睛上的纱布和耳朵中的棉球。用包头的毛巾擦干头发,必要时用吹风机吹干头发。梳理整齐,撤去橡胶单及大毛巾,协助老年人取舒适卧位,整理老年人衣服和被褥,开窗通风	肖奶奶,头发已经洗完了,给您撤去马蹄形垫,将枕头移到您的头下,给您取下纱布和棉球,先用毛巾擦一下您的头发,再用吹风机吹干,用梳子给您梳理整齐。撤去您头下的橡胶单和大毛巾。肖奶奶,我现在协助您取一个舒适的卧位,再给您整理好衣服和被褥,为了安全给您拉起床挡
7. 整理用物 将用物放于治疗车上,移回床尾凳,移回床旁桌,询问确认老年人无其他需要后携用物离开	肖奶奶,洗完头发您感觉舒服多了吧,您还有其他的需要吗?如果有事情您就按铃叫我,我会及时赶过来的。那您好好休息,我先出去了
8. 洗手、记录 按七步洗手法洗手,记录洗发时间、老年人反应、照护员签全名	

四、评价

1. 熟悉操作流程,操作步骤应准确。
2. 操作轻稳,正确运用节力原则。
3. 操作中随时与老年人沟通,并注意观察老年人的反应。
4. 沟通有效,老年人能主动配合,同时获得头发卫生保健的知识与技能。

五、操作目的及注意事项

(一)操作目的

1. 使老年人头发整齐清洁,去除头皮屑,维持头发清洁,维护老年人的尊严。
2. 按摩头皮,促进头皮血液循环,促进头发的生长和代谢。
3. 预防和灭除头虱、头虮,防止疾病传染。

(二)注意事项

1. 洗头时,随时注意观察老年人的反应,询问其感受,如发现面色、脉搏、呼吸等异常应立即停止操作,必要时通知医生进行相应处理。
2. 注意室温、水温变化,及时擦干头发,防止老年人着凉。
3. 洗头发时间不宜过长,以免引起老年人的不适和疲劳。
4. 防止污水流入眼睛、耳朵内或沾湿衣服、床单。如已沾湿,要及时更换。
5. 照护员为老年人洗头时,注意与老年人交流,关心体贴老年人,了解老年人的心理情况。

任务四　为老年人床上擦浴

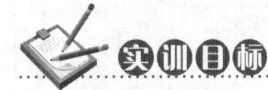

◇ 技能目标

学会为长期卧床、活动受限、生活不能自理或病情较重的老年人进行床上擦浴,遵循操作流程,注意节力原则,保证操作过程规范、安全。

◇ 知识目标

掌握床上擦浴的操作目的和注意事项。

◇ 素质目标

1. 有耐心,有细致的观察力,具有关注老年人健康的职业素养。
2. 具有"以老年人为中心"的职业精神,具有预防为先的职业意识。

1. 采用"理实一体"的教学方法,情景案例导入,情景模拟,由教师示教操作程序,演示操作过程,展现真实场景。教师在示教和演示操作的相应环节应强调安全风险及注意事项。

2. 学生分组进行情景模拟、角色扮演,练习操作过程,训练沟通技巧,应体现人文关怀,提升职业素养和职业能力。

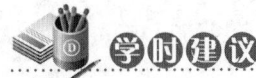

2学时。

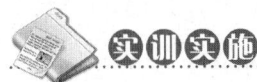

情景导入

刘奶奶,脑卒中,右侧偏瘫,长期卧床。照护员定期给刘奶奶进行床上擦浴,增加其舒适度。最近刘奶奶觉得自己皮肤干燥,担心照护员在擦浴时会把她的皮肤擦破,表现出焦虑和担忧。

工作任务:

假如你是刘奶奶的照护员,请按照照护计划为刘奶奶进行床上擦浴。

一、评估

(一)评估内容

评估老年人的身体情况、意识状态、对床上擦浴的认识、心理状态及配合程度。

(二)实施评估

轻敲房门,经老年人允许后进入房间。

照护员:刘奶奶,您好,我是您的照护员小刘,您还记得我吗?昨天刚陪您做过训练的小刘。

老年人:记得,你是刘艳。

照护员:刘奶奶,您记起来了!您今天感觉怎么样?

老年人:感觉挺好的。

照护员:刘奶奶,我看今天天气挺好的,您也一个星期没有洗澡了,今天我来给您在床上擦浴一下身体好吗?擦浴可以很好地清洁皮肤,让您感觉更加舒适。

老年人:好的。

照护员:那我先来了解一下您的身体活动情况,给您打开盖被,您感觉室内的温度还可以吗?

老年人:可以。

照护员:刘奶奶,我再来看一下您的肢体活动情况,您用力收缩右上肢,这样抓握您有感觉吗?像我这样活动一下左上肢,做一下屈肘的动作,您轻抬左上肢,给您施加一点阻力,还能坚持吗?您再用力收缩右下肢,这样抓握您有感觉吗?轻抬左腿,给您施加一点阻力,还能坚持吗?您的左侧肢体活动能力挺好的,右侧有些吃力。一会儿需要您翻身的时候多多配合,您想啊,我们只有锻炼得多了,自己就能做更多想做的事情了,您说是不是呀?需要协助您用便盆吗?

老年人:不用了。

照护员:刘奶奶,那您先稍等一下,我去把擦浴用物拿过来。

老年人:好的。

二、计划

(一)环境准备

环境应干净整洁,光线明亮,温度、湿度适宜,关闭门窗,屏风遮挡。

(二)照护员准备

着装整洁,无长指甲,未佩戴首饰,已洗手。

(三)老年人准备

老年人平卧于床,明确操作目的,了解操作过程及注意事项,愿意配合。

(四)用物准备

物品摆放合理,用物准备见表1-7。

表1-7 用物准备

序号	物品名称	数量	序号	物品名称	数量
1	大浴巾	1条	16	一次性橡胶手套	1副
2	水壶内盛40~45℃热水	2/3满	17	弯盘	1个
3	清洁衣裤	1套	18	沐浴液	1瓶
4	小方毛巾	3条	19	指甲刀	1个
5	屏风	1个	20	梳子	1把
6	大毛巾	2条	21	50%乙醇	1瓶
7	治疗车	1辆	22	爽身粉	1瓶
8	水盆	3个	23	水桶(盛污水用)	1个
9	治疗巾	1条	24	治疗盘	1个
10	橡胶单	1条	25	治疗碗	1个
11	被单	1套	26	免洗手消毒液	1瓶
12	弯血管钳	1把	27	笔	1支
13	碘伏棉球	10个	28	记录单	1份
14	便盆	1个	29	医疗垃圾桶	1个
15	便盆巾	1条	30	生活垃圾桶	1个

三、实施

实施过程见表1-8。

表1-8 实施过程

操作步骤	沟通内容
1. 核对告知 携用物至床旁,与老年人核对,向老年人解释	刘奶奶,用物准备好了,我们现在可以开始吗

续表

操作步骤	沟通内容
2. 浴前准备 (1) 关好门窗,调节室温至 24～26 ℃。 (2) 用屏风遮挡老年人,按需给便盆。 (3) 放平床头及床尾支架,放下床挡,松开床尾盖被。 (4) 将面盆放于床旁桌上,倒入温水 2/3 盆,测试水温	刘奶奶,我先给您调节一下室温,您这样躺着还舒服吗?给您放下床挡,松开盖被。 刘奶奶,我给您调的水温是 43 ℃,您平时都是用这个温度的水洗脸的,您看可以吗
3. 擦洗面颈部 (1) 将大浴巾覆盖在枕巾及胸前被子上。 (2) 将小方毛巾拧干,横向对折,再纵向对折。用小方毛巾的四个角分别擦拭双眼的内眼角和外眼角。 (3) 洗净小方毛巾,包裹于手上,洒上沐浴液。 (4) 擦洗额部:由额中间分别向左、向右擦洗。 (5) 擦洗鼻部:由鼻根向鼻尖擦洗,由鼻翼一侧向下至鼻唇部横向擦,沿一侧唇角向下,再横向擦拭下颌。 (6) 擦洗面颊:由唇角向鬓角方向擦拭一侧面颊,同法擦拭另一侧。 (7) 擦洗颈部:由中间分别向左、向右擦洗颈部。 (8) 擦洗耳部:由上向下擦拭耳及耳后。 (9) 洗净小方毛巾,同法擦净脸上沐浴液,再用大浴巾沾干脸上水渍	刘奶奶,我现在开始给您擦洗了,现在给您擦洗眼部,您注意一下。 刘奶奶,没有什么不舒服吧? 有什么不舒服您就告诉我。再依次为您擦洗额部、鼻部、面颊、颈部、耳朵及耳朵后面
4. 擦洗手臂 (1) 为老年人脱下上衣,铺浴巾半铺半盖于一侧手臂。 (2) 先用涂了沐浴液的小方毛巾由前臂向上臂擦拭,擦手,再用湿毛巾拭去沐浴液,最后用大浴巾边按摩边擦干,同法擦另一侧	刘奶奶,我现在要开始给您擦洗手臂了,我先帮您脱掉上衣,在您一侧手臂下铺一条浴巾。 刘奶奶,开始给您擦洗了,您觉得这个水温还可以吗? 给您涂抹沐浴液,可以清洁皮肤,您觉得力度还可以吗? 现在用湿毛巾拭去沐浴液,一侧已经给您擦完了,我先帮您擦干,现在给您擦洗另一侧
5. 擦洗胸部 (1) 将老年人盖被向下折叠,暴露其胸部,用浴巾遮盖胸部。 (2) 将清洁的小方毛巾包裹于手上,倒上沐浴液,打开浴巾上部,环形擦拭老年人胸部,擦拭后用浴巾遮盖。 (3) 洗净小方毛巾,同法擦净胸部沐浴液,再用浴巾沾干胸部水渍	刘奶奶,现在给您擦洗胸部,给您铺一条大毛巾,以防着凉,水温可以吗? 刘奶奶,给您环形擦拭胸部,胸部给您擦洗完了,接着再给您擦洗腹部
6. 擦洗腹部 (1) 将盖被向下折至大腿根部,用浴巾遮盖胸腹部。 (2) 将清洁的小方毛巾包裹在手上,涂上沐浴液,掀开浴巾下角向老年人胸部反折,暴露老年人腹部,顺时针螺旋形擦拭腹部,由上向下擦拭腹部两侧,擦拭后用浴巾遮盖。 (3) 洗净小方毛巾,同法擦净腹部沐浴液,再用浴巾沾干腹部水渍	刘奶奶,现在再给您擦洗腹部,给您铺一条大毛巾,以防着凉,水温可以吗? 刘奶奶,再给您顺时针螺旋形擦拭腹部,由上向下擦拭腹部两侧,给您涂抹沐浴液,再擦净沐浴液,再用浴巾沾干腹部的水渍

续表

操作步骤	沟通内容
7. 擦洗背臀部 (1) 协助老年人翻身侧卧,使其面部朝向照护员。 (2) 将被子向上折起,暴露老年人背部和臀部。将浴巾一侧边缘铺于老年人背部和臀部下,向上反折遮盖背部和臀部。 (3) 将清洁的小方毛巾包裹于手上,倒上沐浴液,打开浴巾,由老年人腰部沿脊柱向上擦至肩颈部,再螺旋向下擦洗背部一侧,同法擦洗另一侧,用清水擦洗干净后再用浴巾沾干水渍。 (4) 打开浴巾,先用沐浴液,再用清水分别环形擦洗臀部两侧,擦拭后用浴巾擦干	刘奶奶,我先协助您翻一下身,给您擦洗背部,边擦边按摩,有什么不舒服您及时告诉我
8. 更衣平卧 给老年人换上清洁上衣,协助老年人平卧	刘奶奶,我协助您换上清洁的上衣,您看这个可以吗? 我协助您平躺,这样您更舒服一些
9. 擦洗下肢 (1) 暴露一侧下肢,浴巾半铺半盖。 (2) 将清洁的小方毛巾包裹于手上,涂上沐浴液,打开浴巾,一手固定老年人下肢踝部呈屈膝状,另一手由小腿向大腿方向擦拭,擦洗后用浴巾遮盖。 (3) 洗净小方毛巾,同法擦净下肢沐浴液,再用浴巾沾干下肢水渍。 (4) 同法擦洗另一侧下肢	刘奶奶,您轻抬一下臀部,我现在帮您脱掉裤子,给您擦洗下肢,浴巾半铺半盖于腿部,现在开始给您擦洗了,您现在觉得舒服点了吗? 一侧已经给您擦洗完了,现在开始给您擦另一侧
10. 清洗会阴 (1) 使用专用水盆,盛装温水1/3盆。 (2) 协助老年人侧卧,臀下垫护理垫后呈平卧位。暴露近侧下肢及会阴部,展开浴巾盖在近侧下肢上。 (3) 戴好橡胶手套,将专用毛巾浸湿后拧干进行擦拭。随时清洗毛巾,直至局部清洁无异味。 ① 老年女性擦洗顺序:由阴阜向下至尿道口、阴道口、肛门,边擦洗边转动毛巾,清洗毛巾后分别擦洗两侧腹股沟。 ② 老年男性擦洗顺序:尿道口、阴茎、阴囊、腹股沟、肛门,边擦洗边转动毛巾,清洗毛巾后分别擦洗两侧腹股沟。 (4) 盖好被子,撤下浴巾,撤去护理垫	刘奶奶,我协助您清洗会阴部,保持会阴部清洁,使您更舒服
11. 浸泡双足 (1) 更换脚盆,盛装半盆温水。 (2) 将老年人被尾向一侧打开,暴露双足。 (3) 将浴巾卷起垫在老年人膝下支撑,足下铺治疗巾,将水盆放在上面。 (4) 将老年人一只脚浸没在水中搓洗。 (5) 抬起老年人的这只脚,涂沐浴液,并揉搓脚掌、足背、足跟、趾缝、脚踝。 (6) 将老年人的脚再次浸没在水中,洗净沐浴液。 (7) 用专用脚巾擦干足部,放入被子中,同法清洗另一只脚。	刘奶奶,为了您的舒适,给您浸泡一下双脚。刘奶奶,您双腿屈膝,我协助您将双脚放入盆内,您轻抬双脚,放于浴巾上,我给您擦干。刘奶奶,是不是感觉舒服多了

续表

操作步骤	沟通内容
(8) 撤去水盆、护理垫和膝下浴巾,盖好被子。 (9) 协助老人更换清洁衣裤,盖好被子	
12. 穿裤梳发 (1) 换上清洁裤子,根据需要修剪指(趾)甲。 (2) 梳头发	刘奶奶,我协助您换上清洁裤子,修剪一下指(趾)甲;给您梳好头发
13. 整理用物 (1) 撤去屏风,开窗通风。 (2) 整理用物,倾倒污水桶,刷洗水盆、污水桶,清洗浴巾、毛巾、污衣裤	刘奶奶,床上擦浴已经给您做完了,您感觉舒服多了吧?您一定要多喝水。您还有什么需要吗?呼叫器放在您的枕边,您用手试一下,有需要请按铃,我也会经常巡视的。那您先好好休息。(撤去屏风,开窗通风;整理用物,倾倒污水桶,刷洗水盆、污水桶,清洗浴巾、毛巾、污衣裤)
14. 洗手、记录 (1) 洗手。按七步洗手法洗手。 (2) 记录相关信息。记录为老年人床上擦浴的时间、老年人反应、全身皮肤情况等,照护员签全名。	

四、评价

1. 老年人应感觉清洁、舒适,身心愉快,无不良反应。
2. 照护员动作轻柔,确保老年人安全,有异常情况能及时处理。
3. 沟通有效,取得老年人信任,老年人获得皮肤卫生保健的知识与技能。

五、操作目的及注意事项

(一) 操作目的

1. 去除污垢,保持皮肤清洁,使老年人舒适,满足老年人的需要。
2. 促进皮肤血液循环,增强皮肤排泄功能,预防皮肤感染及压疮等并发症。
3. 观察全身皮肤有无异常,了解疾病信息。
4. 活动肢体,使肌肉放松,防止肌肉挛缩和关节僵硬等并发症,保持良好的精神状态。

(二) 注意事项

1. 操作时,应注意动作轻柔、敏捷,并注意遮挡,减少身体不必要的暴露,注意保暖,以及保护老年人自尊。
2. 操作过程中遵循节力原则,两脚分开,降低身体重心。端水盆时,水盆尽量靠近身体,以减少体力消耗。
3. 尽量减少对老年人的翻动,注意床旁保护,防止老年人坠床。
4. 避免在老年人空腹或进食后立即擦浴。
5. 掌握擦洗步骤,及时更换热水,腋窝、腹股沟等皮肤皱褶处应擦洗干净。
6. 注意观察老年人病情变化及全身皮肤状况,如出现寒战,面色苍白等情况,应立即停止擦洗并报告医生。
7. 清洗会阴部、足部的水盆和毛巾要分开,单独使用。

任务五　压疮的预防

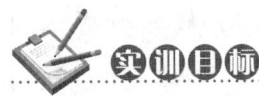 **实训目标**

◇ 技能目标

学会协助长期卧床、活动受限、生活不能自理或病情较重的老年人定时翻身,以避免压疮的发生,遵循操作流程,注意节力,保证操作过程规范、安全。

◇ 知识目标

掌握压疮预防的操作目的和注意事项。

◇ 素质目标

具有高度的责任心和耐心细致的职业精神。

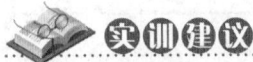 **实训建议**

1. 采用"理实一体"的教学方法,情景案例导入,情景模拟,由教师示教操作程序,演示操作过程,展现真实场景。教师在示教和演示操作的相应环节应强调安全风险及注意事项。

2. 学生分组进行情景模拟、角色扮演,练习操作过程,训练沟通技巧,应体现人文关怀,提升职业素养和职业能力。

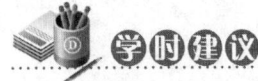 **学时建议**

2学时。

 **实训实施**

情景导入

张奶奶,72岁,失能老年人,既往有脑卒中后遗症左侧肢体偏瘫,长期卧床,左手屈曲,无法伸直,口齿不清。近期因家人工作忙,来看望的次数减少,情绪低落,不愿意配合照护员的工作。照护员需要定时协助张奶奶翻身,预防压疮的发生。

工作任务:

假如你是张奶奶的照护员,请按照照护计划为张奶奶进行压疮预防操作。

一、评估

(一)评估内容

评估老年人的身体情况、意识状态、对压疮预防的认识、心理状态及配合程度。

(二) 实施评估

轻敲房门,经老年人允许后进入房间。

照护员:张奶奶,您好,我是您的照护员王艳,请告诉我您的房间号、床号和姓名好吗?

老年人:301房间2床,张明。

照护员:张奶奶,您好!您今天休息得好吗?

老年人:嗯,挺好的。

照护员:张奶奶,看您精神挺不错的,为了预防压疮的发生,一会儿需要给您进行翻身护理,过程中如果有什么不舒服,您及时告诉我,我也会非常小心的。

老年人:嗯,好的。

照护员:我先来看一下您的皮肤情况,皮肤完好无破损。张奶奶,您还有其他需要吗?还需要协助您去卫生间吗?

老年人:不需要了。

照护员:好的,您先稍等,我去准备用物。

二、计划

(一) 环境准备

环境应干净整洁,光线明亮,温度、湿度适宜,关闭门窗,用屏风遮挡。

(二) 照护员准备

着装整洁,无长指甲,未佩戴首饰,已洗手。

(三) 老年人准备

老年人平卧于床,明确操作目的,了解操作过程及注意事项,愿意配合。

(四) 用物准备

物品摆放合理,用物准备见表1-9。

表1-9 用物准备

序号	物品名称	数量	序号	物品名称	数量
1	治疗车	1辆	6	浴巾	1条
2	温水	适量	7	免洗手消毒液	1瓶
3	脸盆	1个	8	体位垫	4个
4	1000 mL量杯	1个	9	翻身记录卡	1份
5	毛巾	1条	10	笔	1支
要求:水温在42℃左右					

三、实施

实施过程见表1-10。

表1-10 实施过程

操作步骤	沟通内容
1. 核对告知 携用物至床旁,与老年人核对,向老年人解释	张奶奶,用物准备好了,我们可以开始吗?我现在给您做翻身护理

续表

操作步骤	沟通内容
2. 协助侧卧位 盖被S形折于对侧,照护员协助老年人双腿屈膝,一手扶住老年人肩部,另一手扶住老年人髋部,向健侧翻身	张奶奶,我先协助您向床的对侧挪一下,我扶住您的头部、肩部,您右腿屈膝,抬起臀部,双腿。 现在用您的右手抱住左手放在胸前,头偏向我这一侧,屈膝,我协助您向我这侧翻身。 张奶奶,您的右手自然放置,左手搭于胸前,左腿弯曲,右腿自然伸直
3. 体位垫的使用 在老年人颈肩部、左腋下、双小腿下各放置小体位垫	张奶奶,为了使您更舒适,我在您的颈肩部放一个小软枕,在您的左侧腋下和双小腿下也各放一个软枕
4. 擦洗 再次检查老年人皮肤情况,盖上浴巾保暖。用湿毛巾从老年人骶尾部开始,沿脊柱两侧边缘向上按摩至肩部,环形按摩,再向下按摩至臀部尾骨处	张奶奶,我再次给您检查一下皮肤情况。背部皮肤完好,我给您擦洗一下,促进血液循环,先给您盖上一条浴巾。要给您擦洗了,您感觉这个水温还可以吗?这个力度还合适吗?张奶奶,擦洗好了,我用浴巾擦干背部
5. 整理 床单位整洁干燥,无褶皱。衣服整理平整,卧位舒适,拉起床挡	张奶奶,我给您整理好衣服,盖好盖被。您先保持这个卧位休息,过一会儿我再来给您变换体位。有什么不舒服的及时告诉我
6. 洗手、记录 (1)洗手。照护员用七步洗手法洗手。 (2)记录。记录翻身时间、内容、次数,压疮部位的大小,皮肤颜色及变化的情况	

四、评价

1. 老年人应感到清洁、舒适,身心愉快,无不良反应。
2. 照护员动作轻柔,确保老年人安全,有异常情况能及时处理。
3. 沟通有效,取得老年人信任,使老年人获得压疮预防的知识与技能。

五、操作目的及注意事项

(一)操作目的

1. 促进血液循环,预防压疮发生或压疮的进一步发展。
2. 使老年人感到舒适。

(二)注意事项

1. 操作环境应关闭门窗,用屏风遮挡,并将室温调至24~26 ℃。
2. 对于不能进行有效沟通的老年人,应该核对床号、床头卡姓名,查看翻身记录卡。
3. 卧床老年人一般情况下每2 h翻身1次,必要时每30 min至1 h翻身1次。
4. 翻身动作应轻、缓,以免引起老年人不适。
5. 协助卧床老年人翻身时应将老年人抬起,避免拖、拉、推等动作,以免擦伤皮肤。
6. 整理床单位时,被褥要平整、干燥、无褶皱。

7. 注意观察老年人病情变化及全身皮肤状况,如出现寒战,面色苍白等情况,应该立即停止并报告医生。

任务六　为卧床老年人更换床单

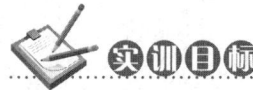

◇ 技能目标

学会为长期卧床、活动受限、生活不能自理或病情较严重的老年人更换床单,遵循操作流程,注意节力,保证操作过程规范、安全。

◇ 知识目标

掌握为卧床老年人更换床单的操作目的和注意事项。

◇ 素质目标

1. 具有科学、严谨、耐心细致的工作态度。
2. 具有精益求精的工匠精神。

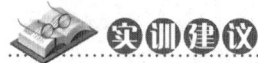

1. 采用"理实一体"的教学方法,情景案例导入,情景模拟,由教师示教操作程序,演示操作过程,展现真实场景。教师在示教和演示操作的相应环节应强调安全风险及注意事项。

2. 学生分组进行情景模拟、角色扮演,练习操作过程,训练沟通技巧,应体现人文关怀,提升职业素养和职业能力。

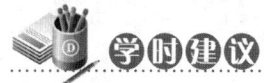

2学时。

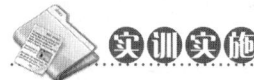

情景导入

曹爷爷,72岁,患有高脂血症20年,高血压病10年,脑卒中后遗症1年。

目前身体状况,1年前突发脑卒中,住院治疗10天,康复治疗2周,现入住养老机构,目前右耳听力下降,右侧肢体活动正常,左侧肢体活动不灵,左上肢向胸前屈曲,左下肢膝略强直,足尖略有下垂,大部分时间卧床,在他人协助下能坐立、勉强床边站立。

工作任务:

假如你是曹爷爷的照护员,请按照照护计划为卧床的曹爷爷更换床单。

一、评估

(一) 评估内容

评估老年人的全身情况(如精神状态、饮食、二便、睡眠等)、局部情况(如肌力、肢体活动度、皮肤情况等)、特殊情况(针对本情景可能存在的情况),以及老年人对更换床单的认识、心理状态及合作程度。

(二) 实施评估

轻敲房门,经老年人允许后进入房间。

照护员:曹爷爷,您好,我是您的照护员王艳,请告诉我您的房间号、床号和姓名好吗?

老年人:302房间1床,曹明。

照护员:曹爷爷,您好!我看您的床单有些脏了,我给您更换一床新的、干净的、带香味的好不好?

老年人:可以。

照护员:曹爷爷,我先了解一下您的肢体活动能力,需要给您打开盖被,您感觉咱房间的温度还可以吗?

老年人:可以。

照护员:曹爷爷,您用力收缩左上肢,这样抓握您有感觉吗?您轻抬右上肢,给您施加一个阻力,还能坚持吗?您双手紧握我的手。您再用力收缩左腿,这样抓握您有感觉吗?轻抬右腿,给您施加一个阻力,您还能坚持吗?右腿屈膝,用右脚勾住左脚脚踝,慢慢地向上屈膝,您双脚用力蹬床面。好的,曹爷爷,我知道了,谢谢您的配合。曹爷爷,您的右侧肢体活动能力挺好的,左侧肢体活动虽然有些吃力,但也可以做适当的运动,一会在更换床单时,您多多配合我好吗?

老年人:嗯,好的。

照护员:曹爷爷,现在房间的温度是24 ℃,湿度是50%,空气清新,光线明亮,您还有其他的需要吗?需要协助您去卫生间吗?

老年人:不需要了。

照护员:好的,您先稍等,我去准备用物。

二、计划

(一) 环境准备

环境应干净整洁,光线明亮,温度、湿度适宜,关闭门窗,屏风遮挡。

(二) 照护员准备

着装整洁,无长指甲,未佩戴首饰,已洗手并佩戴口罩。

(三) 老年人准备

老年人平卧于床,明确操作目的,了解操作过程及注意事项,愿意配合。

(四) 用物准备

物品摆放合理,用物准备见表1-11。

表 1-11　用物准备

序号	物品名称	数量	序号	物品名称	数量
1	扫床车	1 辆	6	污物桶	1 个
2	床刷及床刷套	1 套	7	免洗手消毒液	1 瓶
3	脸盆	2 个	8	口罩	1 包
4	清洁床单	1 床	9	记录单	1 份
5	软枕	1 个	10	笔	1 支

三、实施

实施过程见表 1-12。

表 1-12　实施过程

操作步骤	沟通内容
1. 取得配合 备齐用物，推车携用物进入居室床旁，置于床尾	曹爷爷，用物准备好了，我们可以开始了吗
2. 移开桌椅 移床头桌距床约 20 cm，移床尾椅至床尾	曹爷爷，先给您移开床头桌和床尾椅
3. 松被翻身 (1) 照护员站在床右侧，放下近侧床挡。 (2) 协助老年人翻身向对侧侧卧，盖好被子	曹爷爷，我协助您翻身向左侧侧卧。(一手托起老年人的头部，一手将枕头移向左侧)曹爷爷，您将头侧向左边，左手放在胸前，用右手保护好左手，用右脚勾住左脚脚踝，慢慢地屈膝。(一手放在老年人肩部，一手放在老年人髋部，协助老年人向左侧翻身)曹爷爷，您可以将右腿弯曲，左腿伸直，用手抓住床挡，我给您盖好盖被
4. 松单扫床 (1) 从床头至床尾松开近侧床单，将床单向上卷入老年人身下。 (2) 右手取床刷，左手取床刷套，套在床刷上。 (3) 左手扶老年人，右手拿床刷，从床头中线处开始清扫褥垫渣屑，从床头扫至床尾；每扫一刷重叠上一刷的 1/3，渣屑从床尾扫到床下；将床刷污染面向下，放在扫床车下层	曹爷爷，我先松开右侧的床单，用床刷给您扫一扫，您如果有什么不舒服就举手示意我。(左手扶老年人，右手拿床刷，从床头中线处开始清扫褥垫渣屑，从床头扫至床尾；每扫一刷重叠上一刷的 1/3；渣屑从床尾扫到床下；将床刷污染面向下，放在扫床车下层)
5. 铺近侧床单 (1) 双手取清洁床单，床单的纵向中线对齐床中线，展开近侧床单平整铺于床褥上；余下一半向上卷起塞于老年人身下。 (2) 将近侧床单床头部分 45°反折于床褥下，将床尾部分 45°反折于床褥下，中间部分反折于床垫下，绷紧床单，铺平	曹爷爷，现在要给您铺新的床单了，您有什么不舒服就举手示意我，我们就停下来休息。曹爷爷，右侧这边已经整理好了
6. 移枕翻身 将枕头移至近侧，协助老年人翻转身体侧卧于清洁床单上(面向照护员)，盖好被子，拉起近侧床挡	曹爷爷，我再来整理左侧床单，协助您向我这侧翻身，给您盖好被子，您保护好您的双手，我保护好您的膝盖，给您拉起床挡

续表

操作步骤	沟通内容
7. 铺对侧床单 (1) 推扫床车转到床对侧,摆在床头。 (2) 从床头至床尾松开对侧床单,将床单向上卷起,再将污床单分别从床头、床尾向床中间卷起放在扫床车污衣袋内。 (3) 右手拿床刷,递于左手;用干净床刷面,从床头中线处清扫褥垫渣屑;从床头扫至床尾;每扫一刷要重叠上一刷的1/3。 (4) 清扫完毕,撤下刷套,放在扫床车下层脸盆中。 (5) 拉平老年人身下的清洁床单,平整铺于床褥上;将床单床头部分45°反折于床褥下;将床尾部分45°反折于床褥下;绷紧床单,铺平。 (6) 协助老年人平卧于床中线。 (7) 盖好盖被,支起床挡,询问老年人感受	曹爷爷,现在要整理左侧的床单了,您配合得真棒,没有不舒服吧? 曹爷爷,左边的也整理好了,我协助您平躺,慢一点,给您盖好被子,您保护好您的双手,我保护好您的膝盖,给您拉起床挡,检查床挡,床挡安全。曹爷爷,更换了干净的床单,您是不是觉得舒服多了
8. 整理用物 移回床头桌、床尾椅,开窗通风,清理用物,污床单送洗	曹爷爷,床单已经为您更换好了,谢谢您的配合,给您移回床头桌、床尾椅,开窗通风,避免对流风。 曹爷爷,您还有什么别的需要吗?呼叫器给您放在枕边了,您用手试一下,有事您按铃,我会及时赶过来的。那您好好休息,我先出去了
9. 洗手、记录 洗手,记录更换床单的时间、老年人感受,照护员签全名	

四、评价

1. 老年人应感到安全、舒适,身心愉快,无不良反应。
2. 照护员动作轻稳,遵守节力原则。
3. 沟通有效,取得老年人的信任。

五、操作目的及注意事项

(一)操作目的

1. 保持床单位清洁、平整、无褶皱,使老年人睡卧舒适。
2. 保持房间整洁、美观。
3. 预防压疮等并发症发生。

(二)注意事项

1. 操作轻柔,不过多暴露老年人身体,以免受凉。
2. 协助老年人翻身时,注意安全,防止坠床。
3. 扫床时,每扫一刷要重叠上一刷的1/3。
4. 一床一刷套,不可重复或交叉使用。
5. 及时更换床单,一般每周更换1~2次,如被尿、便、呕吐物、汗液等污染,应及时更换。

6. 注意观察老年人病情变化及全身皮肤状况,如出现寒战,面色苍白等情况,应该立即停止并报告医生。

任务七　为老年人更换衣服

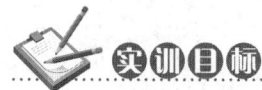

◇ 技能目标

学会为失能、半失能老年人更换开衫衣物、套头衣物、鞋袜,遵循操作流程,注意节力,保证操作过程规范、安全。

◇ 知识目标

掌握为失能、半失能老年人更换开衫衣物、套头衣物、鞋袜的操作目的和注意事项。

◇ 素质目标

1. 具有保护老年人隐私、关注老年人情感变化的职业意识。
2. 具有精益求精的工匠精神。

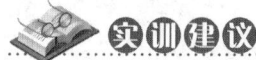

1. 采用"理实一体"的教学方法,情景案例导入,情景模拟,由教师示教操作程序,演示操作过程,展现真实场景。教师在示教和演示操作的相应环节应强调安全风险及注意事项。
2. 学生分组进行情景模拟、角色扮演,练习操作过程,训练沟通技巧,应体现人文关怀,提升职业素养和职业能力。

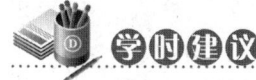

2学时。

情景导入

王爷爷,左侧偏瘫,长期卧床,生活不能完全自理,不能较好地表达自己的需求和意愿。今日查房时,照护员发现王爷爷情绪烦躁、眼角有泪水,认真检查和询问后得知,因忘记上厕所被尿液污染了衣服和裤子而情绪低落。

工作任务:

假如你是王爷爷的照护员,请按照照护计划为王爷爷更换衣物。

一、评估

（一）评估内容

评估老年人的全身情况（如精神状态、饮食、二便、睡眠等）、局部情况（如肌力、肢体活动度、皮肤情况等）、特殊情况（针对本情境可能存在的情况），以及老年人对更换衣服的认识、心理状态及配合程度。

（二）实施评估

轻敲房门，经老年人允许后进入房间。

照护员：王爷爷，您好，我是您的照护员王明，请告诉我您的房间号、床号和姓名好吗？

老年人：302房间2床，王建国。

照护员：王爷爷，您好！昨天休息得还好吗？刚才翻身的时候发现您的衣服、裤子有些脏了，我来给您更换一套干净的衣服好吗？更换干净的衣服可以保持我们的身体清洁，使您更舒适。一会需要协助您脱下您身上的这套衣服，再给您换上一套干净的衣服，整个过程大约需要10 min，您能理解并配合我吗？您还有其他的疑问吗？

老年人：可以，没有了。

照护员：王爷爷，我先了解一下您的肢体活动能力，需要给您打开盖被，您感觉咱们房间的温度还可以吗？

老年人：可以。

照护员：王爷爷，您用力收缩左上肢，这样抓握您有感觉吗？您轻抬右上肢，给您施加一个阻力，您还能坚持吗？您双手紧握我的手。现在您试着将左手伸向颈后，对，就是这样，非常棒。您再用力收缩左腿，这样抓握您有感觉吗？轻抬右腿，给您施加一个阻力，您还能坚持吗？右腿屈膝，用右脚勾住左脚脚踝，慢慢地向上屈膝，您双脚用力蹬床面。好的，王爷爷，我知道了，谢谢您的配合。王爷爷，您的右侧肢体活动能力挺好的，左侧肢体活动虽然有些吃力，但也可以做适当的运动，一会在更换衣服时，您多多配合我好吗？

老年人：嗯，好的。

照护员：王爷爷，现在房间的温度是24 ℃，湿度是50%，空气清新，光线明亮，您还有其他的需要吗？需要协助您去卫生间吗？

老年人：不需要了。

照护员：好的，您稍等，我去给您拿衣服。

二、计划

（一）环境准备

环境应干净整洁，光线明亮，温度、湿度适宜，关闭门窗，用屏风遮挡。

（二）照护员准备

着装整洁，无长指甲，未佩戴首饰，已洗手。

（三）老年人准备

老年人平卧于床，明确操作目的，了解操作过程及注意事项，愿意配合。

(四)用物准备

物品摆放合理,用物准备见表1-13。

表1-13 用物准备

序号	物品名称	数量	序号	物品名称	数量
1	开襟上衣	1件	5	免洗手消毒液	1瓶
2	套头上衣	1件	6	笔	1支
3	裤子	1条	7	记录单	1份
4	鞋袜	1套			

要求:衣物尽量选择宽松、棉质的,以舒适为宜。

三、实施

实施过程见表1-14。

表1-14 实施过程

操作步骤	沟通内容
1. 核对告知 用物备齐,携用物至老年人床旁,与老年人核对,向老年人解释	王爷爷,用物准备好了,我们可以开始了吗? 王爷爷,您是左侧肢体活动不方便吗?好的,在更换衣物的过程中我会特别注意的。在更换衣物过程中,王爷爷,您按照我说的配合我好吗
2. 更换开襟上衣 (1) 脱开襟上衣(先脱健侧,后脱患侧): ①协助老年人取坐位或摇起床头,使老年人呈半坐卧位。 ②解开上衣纽扣,协助老年人脱去右侧衣袖,将衣服从背后绕到左侧,褪下左侧衣袖。 (2) 穿开襟上衣(先穿患侧,后穿健侧): ① 展开清洁的开襟上衣,辨别衣身、衣袖。 ② 从左侧袖口端套入手臂,握住老年人手部套入衣袖,提拉至肩部。让老年人身体稍前倾,捏住衣领将衣身从背后展开,将右侧手臂向斜下方或斜上方伸入衣袖,扣好纽扣。 ③ 拉平老年人上衣的衣身,整理衣领	王爷爷,我先把您身上的衣服脱下来,我给您掀开盖被。解开您的纽扣,先脱您右侧(健侧)衣袖,我把脱下的衣服从您的背后绕到左侧,可能有些不舒服,不舒服了您跟我说。再脱您左侧衣袖。您看我们这样就把衣服脱下来了。王爷爷,您没有什么不舒服的吧?您感觉冷不冷啊?不冷是吧,我们再把这件干净的衣服穿上好吗? 王爷爷,我给您选的这件衣服您喜欢吗?先给您穿上左侧的衣袖,再穿好右侧衣袖;衣服穿好了,我给您整理一下,扣好纽扣
3. 穿脱套头上衣 (1) 脱套头上衣(头部-健侧-患侧): ① 协助老年人取坐位或摇起床头,使老年人呈半坐卧位。 ② 将老年人前面下端的衣服向上拉至胸部。 ③ 将老年人后面下端的衣服向上拉至颈部。 ④ 脱头部:嘱咐老年人低头,从背后向前从头部脱下领口。 ⑤ 脱健侧的衣袖:协助老年人拉着健侧衣袖的袖口,嘱咐老年人右手慢慢地褪出衣袖。 ⑥ 脱患侧的衣袖:依次为老年人脱至肩部、上臂、肘部、前臂、手部	王爷爷,我们脱套头衣服时,要先脱头部,您放心,我会在您的左侧保护着您的,现在我将您前面的衣服向上拉至胸部,后面的衣服向上拉至颈部。王爷爷您低一下头,我从背后向前从头部脱下领口,现在该脱右侧的衣袖了,我帮您拉着右侧衣袖的袖口,您右手慢慢地褪出衣袖;您放心,我不会拖拉拽您的。现在我们再脱左侧的衣袖,依次为您脱至肩部、上臂、肘部、前臂、手,您看我们这样就把衣服脱下来了。王爷爷,您没有什么不舒服的吧,您感觉冷不冷啊?不冷是吧,我们再把这件干净的衣服穿上好吗

续表

操作步骤	沟通内容
(2) 穿套头上衣(患侧-健侧-头部)： ① 展开清洁的套头上衣，辨别正反、前后。 ② 穿患侧衣袖：将患侧衣袖套在照护员的胳膊上，依次从前臂到肘部、上臂、肩部。 ③ 穿健侧衣袖：右手伸入衣袖，穿好健侧的衣袖。 ④ 穿头部：嘱咐老年人低头，用右手握住衣服的衣领，慢慢地将衣服穿好。 ⑤ 整理衣服：先整理肩峰，再整理两侧	王爷爷，我们穿衣服前要先认清正反面、前后面，您看，带有黑色花纹图案的是我们衣服的外面，颜色也比较鲜艳，颜色暗一点的是里面；再看一下衣服的领口，领口较低的是衣服的前面，领口较高的是衣服的后面。 王爷爷，穿衣服的时候要先穿左侧，来，慢一点，依次从前臂到肘部、上臂、肩部，左侧的衣袖就穿好了。您配合得真好，现在您用右手伸入衣袖，穿好右侧的衣袖。王爷爷，您低一下头，您用右手握住衣领，慢慢地将衣服穿好。王爷爷，您配合得太好了，给您点个赞，您穿这件衣服真好看，我协助您整理一下衣服。咱们先整理肩峰，再整理两侧，这样衣服就能整理平整了。王爷爷，衣服已经给您换好了，换上干净的衣服感觉舒服多了吧
4. 穿脱裤子 (1) 脱裤子(先脱健侧再脱患侧)： ① 协助老年人呈仰卧位。 ② 协助老年人松开裤带、裤扣。 ③ 协助老年人身体左倾，将裤子右侧部分向下拉至臀部，再协助老年人身体右倾，将裤子左侧部分向下拉至臀部。 ④ 协助老年人屈膝，拉住老年人右侧裤腰向下褪至膝部以下，抬起右腿，褪出右侧裤腿。 ⑤ 拉住老年人左侧裤腰向下褪至膝部以下，抬起左腿，褪出左侧裤腿。 (2) 穿裤子(先穿患侧再穿健侧)： ① 取清洁裤子，辨清裤子正反面、前后面。 ② 照护员一手手臂从左侧裤管口向上套入，轻握老年人脚踝，另一手将裤管向老年人大腿方向提拉，同法穿好右侧裤管。 ③ 协助老年人屈膝，两手分别拉住裤腰部分向上提拉至老年人臀部。 ④ 协助老年人身体右倾，将左侧裤腰部分拉至腰部，再协助老年人身体左倾，将右侧裤腰部分拉至腰部。 ⑤ 协助老年人平卧，系好裤带、裤扣	王爷爷，给您更换一条裤子可以吗？ 王爷爷，我给您松开裤带和裤扣，协助您身体向左倾，将裤子右侧部分向下拉至臀部，再协助您身体右倾，将裤子左侧部分向下拉至臀部。王爷爷，您右腿屈膝，用右脚勾住左脚慢慢地屈膝，我拉住您右侧裤腰向下褪至膝部以下，您抬起右腿，我给您褪出右侧裤腿。我现在拉住您左侧裤腰向下褪至膝部以下，给您抬起左腿，褪出左侧裤腿。 王爷爷，裤子给您脱下来了，没有什么不舒服吧？那我们再接着穿上干净的裤子好吗？您看这条裤子您喜欢吗？我协助您穿上。 王爷爷，先穿裤腿，我需要握住您的脚踝，裤子先拉至您臀部。王爷爷，我再协助您屈膝，将裤腰部分向上提拉至臀部。王爷爷，您身体右倾，我将您左侧裤腰部分拉至腰部，再协助您身体左倾，将右侧裤腰部分拉至腰部。王爷爷，我协助您平躺，裤子穿上了，我给您系好裤带、裤扣
5. 穿脱鞋袜 (1) 脱鞋袜： ① 为老年人解开鞋带，握住鞋的足跟部分脱下鞋子，同法脱下另一只鞋子。 ② 两只手分别拉住脚踝两侧袜口向下脱下袜子。 (2) 穿鞋袜： ① 取清洁袜子并辨别正反面及袜子的足跟位置。 ② 双手分别捏住袜子开口至袜头处，套入脚趾，向脚踝方向提拉。	王爷爷，现在我再给您脱鞋袜，给您解开鞋带。(握住老年人右鞋的足跟部分脱下鞋子，同样方法脱下左脚的鞋子) 王爷爷，现在我再给您穿上鞋袜。(首先辨别一下袜子的正反面及袜子的足跟位置，双手分别捏住袜子开口至袜头处，套入老年人的脚趾，向老年人的脚踝方向提拉。照护员一手握住老年人的鞋跟部分，另一手托起老年人的足跟，将脚趾部分套入鞋内，直至脚掌、脚跟与鞋底内面贴合)王爷爷，鞋袜都穿好了，我再给您系好鞋带

续表

操作步骤	沟通内容
③一手握住鞋跟部分,另一手托起老年人足跟,将脚趾部分套入鞋内,直至脚掌、脚跟与鞋底内面贴合。 ④系好鞋带	
6. 询问老年人感受,获取改进意见	王爷爷,给您更换衣物,您有什么不舒服的吗?您有好的建议都可以给我提出来,我会及时改进的
7. 整理用物	王爷爷,您还有其他需要吗?如果没有了,您先休息,我先出去了
8. 洗手、记录 (1) 洗手。用七步洗手法洗手。 (2) 记录。记录为老年人更衣的时间、老年人感受,照护员签全名	

四、评价

1. 老年人更换衣物后应感到清洁、舒适、身心愉快,无不良反应。
2. 照护员动作应轻柔,确保老年人安全。
3. 老年人主动配合,与老年人有效沟通。

五、操作目的及注意事项

(一) 操作目的

1. 保持身体清洁、舒适。
2. 满足老年人自尊的需求,利于人际交往。

(二) 注意事项

1. 室温合适,避免对流风。
2. 帮助偏瘫或有外伤的老年人更衣时,遵守"脱健穿患"的原则,即脱衣服先从健侧开始,穿衣服先从患侧开始。
3. 对长期卧床的老年人,更衣后应立即整平背后衣服的褶皱,防止发生压疮。
4. 照护员动作要轻稳,避免老年人因过度伸展而引起疼痛。
5. 操作时辨别好衣服或鞋袜的前后、正反,以免穿错。
6. 穿脱衣服时不可以硬拽,以免损伤老年人的皮肤。
7. 更衣时应注意保护老年人的隐私。
8. 注意观察老年人病情变化及全身皮肤状况,如出现寒战、面色苍白等情况,应该立即停止并报告医生。

任务八　协助老年人进食

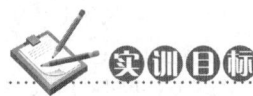

◇ 技能目标
学会协助不能自理的老年人进食，遵循操作流程，保证操作过程规范、安全。
◇ 知识目标
掌握协助不能自理的老年人进食的操作目的和注意事项。
◇ 素质目标
1. 具有专业化、个性化照护的职业意识。
2. 具有预防为先的职业素养。

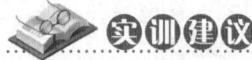

1. 采用"理实一体"的教学方法，情景案例导入，情景模拟，由教师示教操作程序，演示操作过程，展现真实场景。教师在示教和演示操作的相应环节应强调安全风险及注意事项。
2. 学生分组进行情景模拟、角色扮演，练习操作过程，训练沟通技巧，应体现人文关怀，提升职业素养和职业能力。

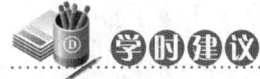

1学时。

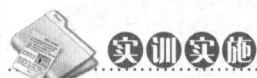

> **情景导入**
> 张爷爷，76岁，独居，患糖尿病20年，近期出现了视物模糊的现象，生活基本不能自理，需要照护员喂食。以前进食时，张爷爷有过呛咳和被食物烫伤等现象，故每当照护员喂食时，张爷爷会非常担心和紧张，害怕进食。
> 工作任务：
> 假如你是张爷爷的照护员，请按照照护计划协助张爷爷进食午饭。

一、评估

（一）评估内容

评估老年人的全身情况（如精神状态、饮食、二便、睡眠等）、局部情况（如吞咽功能、肌力、肢体活动度、皮肤情况等)、特殊情况(针对本情境可能存在的情况),评估老年人对协助进食的认识、心理状态及配合程度。

(二) 实施评估

轻敲房门,经老年人允许后进入房间。

照护员:张爷爷,您好,我是您的照护员张兰,请告诉我您的房间号、床号和姓名好吗?

老年人:302房间3床,张富贵。

照护员:张爷爷您好,您昨天晚上休息得怎么样?看您精神挺好的,咱们吃午餐的时间到了。今天的食物有西红柿蛋汤、炒西蓝花、芹菜炒肉丝和杂粮馒头。一会儿我来协助您吃饭好吗?时间大约需要30 min,您能理解并配合我吗?您还有其他的疑问吗?

老年人:可以配合,没有疑问了。

照护员:那我先来了解一下您的吞咽功能。您试着咽一口唾液。您的吞咽功能良好。张爷爷,您张口我再看一下口腔,您的口腔黏膜完好无破损,牙龈无出血,也没有活动性义齿,没有问题的。张爷爷,可以进餐。那您现在还有其他需要吗?

老年人:没有了。

照护员:张爷爷,那您稍等,我去准备饭菜。

老年人:好的。

二、计划

(一) 环境准备

环境应干净整洁,光线明亮,温度、湿度适宜,空气清新无异味。

(二) 照护员准备

着装整洁,无长指甲,未佩戴首饰,已洗手。

(三) 老年人准备

老年人平卧于床,无餐前药物,无义齿,明确操作目的,了解操作过程及注意事项,愿意配合。

(四) 用物准备

物品摆放合理,用物准备见表1-15。

表1-15 用物准备

序号	物品名称	数量	序号	物品名称	数量
1	软枕	2个	9	吸管	1根
2	餐具(碗、筷、勺)	1套	10	污水杯	1个
3	食物	适量	11	免洗手消毒液	1瓶
4	毛巾	1条	12	笔	1支
5	纸巾、湿巾	适量	13	记录单	1份
6	可移动跨床餐桌	1张	14	医疗垃圾桶	1个
7	水杯	1个	15	生活垃圾桶	1个
8	温水	适量			

三、实施

实施过程见表1-16。

表1-16 实施过程

操作步骤	沟通内容
1. 沟通解释 携用物至床旁,取得老年人配合	张爷爷,食物已经准备好了,我来协助您吃饭。过程中您如果有什么不舒服的,就及时举手示意我,好吗
2. 摆放体位 根据张爷爷的病情,采取半卧位的进食体位;照护员协助老年人平卧,先摇起床头支架使上半身抬高,与床成30°～50°,膝关节处垫软枕,防止下滑,床尾置一软枕垫于足底,防止足底触及床尾栏杆。嘱咐老年人将头偏向照护员一侧	张爷爷,我先帮您调整一个舒适体位,首先,需要给您摇高床头30°～50°,您注意一下。然后在您膝关节处垫一个软枕,在您足底垫一个软枕,您将头偏向我这一边,您这样躺着还舒服吗
3. 清洁双手 用湿巾协助老年人擦净双手	张爷爷,吃饭前我先帮您擦擦手(分别擦拭老年人左手和右手的手心、手背和指缝,照护员洗手)
4. 胸前垫巾 将毛巾垫在老年人颔下及胸前部位	张爷爷,在您胸前铺一条毛巾,这样能防止饭菜渣屑掉在您身上。我现在把饭菜给您端过来
5. 协助进餐 (1) 将已经准备好的食物摆放在餐桌上,照护员用前臂内侧触及水杯和碗壁感受食物温热程度。 (2) 先用汤匙喂水,水为汤匙的1/2～2/3为宜,再用汤匙喂食,食物量为汤匙的1/3为宜,每喂食一口,等到老年人完全咽下后再喂食下一口。按照饭、菜、汤的顺序轮流喂食,直到老年人吃饱。 (3) 协助老年人漱口。 (4) 协助老年人清洁双手。 (5) 撤去餐具。 (6) 清洁桌面。 (7) 让老年人保持进食体位30 min	张爷爷,饭菜已经端过来了。您身体前倾,微微低头,饭前我们先喝一口水湿润一下口腔,我们再吃一口饭,您慢慢嚼嚼烂一点,咽下去了吗?好,我们再吃一口菜,再喝一口汤,张爷爷,我们就按照饭、菜、汤的顺序吃,直到吃完好吗? 张爷爷,您觉着吃饱了吗?吃饱就好。 张爷爷,饭后我们再漱漱口,您用吸管喝口水,鼓动双腮,把水吐在污水杯里(用毛巾帮老年人沾干水渍)。张爷爷,吃完饭了,我们再擦擦手吧,餐具给您撤走啦(照护员清洁桌面,照护员洗手)。 张爷爷,刚吃完饭不能立即平躺,需要保持这个体位30 min,以防食物反流引起胃部不适。我给您打开电视,您先看一会电视,您觉得声音还可以吗?30 min后我再协助您平躺。那您先休息,我就先出去了,张爷爷再见
6. 整理用物 整理餐具,清理食物渣屑,将使用过的餐具清洗消毒晾干,并放回原处备用	用过的餐具清洗消毒晾干,放回原处以备下次使用
7. 洗手、记录 (1) 洗手。按七步洗手法洗手。 (2) 记录。记录老年人姓名、用餐时间、餐食种类和量,照护员签全名	

四、评价

1. 老年人了解进食的时间、种类、量等。

2. 照护员应协助做到安全进食,避免烫伤、呛咳等不良情况发生。

3. 安全舒适的进食体位。

4. 老年人主动配合,照护员与老年人沟通有效。

五、操作目的及注意事项

(一) 操作目的

协助老年人进食,保证老年人从食物中摄入足够的营养和水分,增加食欲,维持生命的基本需要。

(二) 注意事项

1. 食物温度适宜。食物温度太高,则会发生烫伤;温度太低,则会引起胃部不适。

2. 对于咀嚼或吞咽困难的老年人,照护员应将食物打碎成糊状,再协助其进食。

3. 老年人进食中如发生呛咳、噎食等情况,应立即急救处理并通知医护人员或家属。

4. 老年人进餐后不宜立即平卧,以防止食物反流。

任务九　协助老年人进水

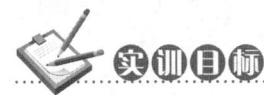

◇ 技能目标

学会协助不能自理的老年人进水,遵循操作流程,保证操作过程规范、安全。

◇ 知识目标

掌握协助不能自理的老年人进水的操作目的和注意事项。

◇ 素质目标

1. 具有专业化、个性化照护的职业意识。

2. 具有敬老、孝老、爱老的职业素养。

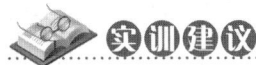

1. 采用"理实一体"的教学方法,情景案例导入,情景模拟,由教师示教操作程序,演示操作过程,展现真实场景。教师示教和演示操作的相应环节应强调安全风险及注意事项。

2. 学生分组进行情景模拟、角色扮演,练习操作过程,训练沟通技巧,应体现人文关怀,提升职业素养和职业能力。

1学时。

情景导入

张奶奶,78 岁,退休前是医生,1 年前因高血压进行手术治疗,意识清醒,但语言和运动功能还未恢复,长期卧床,无法表达自己的意愿,生活完全不能自理。

工作任务:

假如你是张奶奶的照护员,请按照照护计划协助张奶奶进水。

一、评估

(一)评估内容

评估老年人的全身情况(如精神状态、饮食、二便、睡眠等)、局部情况(如吞咽功能、肌力、肢体活动度、皮肤情况等)、特殊情况(针对本情境可能存在的情况),评估老年人对协助进水的认识、心理状态及合作程度。

(二)实施评估

轻敲房门,经老年人允许后方可进入房间。

照护员:张奶奶,您好,我是您的照护员张华,请告诉我您的房间号、床号和姓名好吗?

老年人:301 房间 3 床,张玉兰。

照护员:张奶奶,看您的嘴唇已经有些干裂了,一会儿我协助您喝点水好吗?白开水的好处可多了,可以稀释血液、降低黏稠度、促进血液循环,还能减少发生血栓的危险,预防脑血管疾病,最适合老年人补充水分。协助您进水的整个过程大约需要 10 min,您能理解并配合我吗?您还有其他的疑问吗?

老年人:可以配合,没有疑问了。

照护员:张奶奶,喝水之前我先来检查一下您的吞咽功能。您试着咽一口唾液。您的吞咽功能良好,可以喝水。您还有其他需要吗?

老年人:没有了。

照护员:张奶奶,那您稍等,我去准备用物。

老年人:好的。

二、计划

(一)环境准备

环境应干净整洁,光线明亮,温度、湿度适宜,空气清新无异味。

(二)照护员准备

着装整洁,无长指甲,未佩戴首饰,已洗手。

(三)老年人准备

老年人平卧于床,病情稳定,吞咽反射正常,明确操作目的,了解操作过程及注意事项,愿意配合。

(四) 用物准备

物品摆放合理,用物准备见表1-17。

表1-17 用物准备

序号	物品名称	数量	序号	物品名称	数量
1	软枕	2个	6	汤匙	1把
2	水杯	1个	7	免洗手消毒液	1瓶
3	温开水	水杯的1/2或2/3满	8	笔	1支
4	大毛巾	1条	9	记录单	1份
5	吸管	1支			
要求:触及杯壁时,水温热不烫手					

三、实施

实施过程见表1-18。

表1-18 实施过程

操作步骤	沟通内容
1. 沟通解释 携用物至床旁,取得老年人配合	张奶奶,用物已经准备好了,我来协助您喝水。过程中您如果有什么不舒服的,就及时举手示意我,好吗
2. 摆放体位 根据张奶奶病情,采取半卧位的进水体位:照护员协助老年人平卧,先摇起床头支架使上半身抬高,与床成30°~50°,膝关节处垫软枕,防止下滑,床尾置一软枕垫于足底,防止足底触及床尾栏杆。嘱咐老年人将头偏向照护员一侧	张奶奶,喝水前我先帮您调整一个舒适的体位,首先,需要给您摇高床头30°~50°,您注意一下。在您膝关节处垫一软枕,在您足底垫一软枕,您将头偏向我这一边,您这样躺着还舒服吗
3. 胸前垫巾 将毛巾垫在老年人颌下及胸前部位	张奶奶,在您的胸前铺一条毛巾,这样能防止打湿您的衣服,您的身体稍微往前倾,头向下低一点。我现在将水给您端过来
4. 协助进水 (1) 照护员用前臂内侧触及水杯外壁,感受水温,估计水温热不烫嘴。 (2) 用汤匙盛水,每一口为汤匙的1/2~2/3为宜,嘱咐老年人小口喝、慢慢咽,等看到老年人完全咽下后再喂下一口。 (3) 撤去毛巾。 (4) 保持进水体位20~30 min	张奶奶,水已经端过来了(用汤匙盛水,每一口为汤匙的1/2~2/3为宜)。张奶奶,您小口喝,慢慢咽,您咽下去了吗?再喝一口,多喝点,张奶奶您喝好了吗?(用毛巾帮助老年人沾干水渍,撤去毛巾)张奶奶,刚喝完水不能立即平躺,需要保持这个体位20~30 min,以防呛咳引起您胃部不适。我给您打开电视,您先看一会电视,您觉得声音还可以吗?30 min后我再协助您平躺,那您先休息,我就先出去了,张奶奶再见
5. 整理用物 整理水杯,将使用过的水杯清洗消毒晾干,并放回原处备用	用过的水杯清洗消毒晾干,放回原处以备下次使用
6. 洗手、记录 (1) 洗手。按七步洗手法洗手。 (2) 记录。记录老年人姓名、进水时间和量,照护员签全名	

四、评价

1. 老年人缺水程度得到了改善。
2. 照护员为老年人取安全舒适的进水体位,协助老年人安全进水,无烫伤、呛咳等不良情况的发生。
3. 老年人主动配合,照护员与老年人沟通有效。

五、操作目的及注意事项

(一)操作目的

协助老年人进水,提高呼吸道黏膜的湿润度,能够维持体温在恒定范围内,增加排便次数,使体内的新陈代谢更加顺畅。

(二)注意事项

1. 水的温度以温热不烫嘴为宜,不宜过热或过冷。
2. 老年人每日所需水的总量为 2000～2500 mL,除去饮食中的水分,摄入纯水量以 1500 mL/d 为宜。
3. 根据老年人身体情况指导日间摄取足够的水分,晚饭后控制饮水,少喝咖啡及茶水,以免夜尿增多影响老年人睡眠。
4. 对于失能、失智的老年人,每日分次定时喂水。

任务十　戴鼻饲管老年人的进食照护

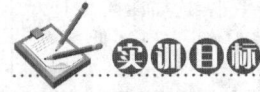

◇ 技能目标

学会为不能经口进食的老年人进行鼻饲饮食照护,遵循操作流程,保证操作过程规范、安全。

◇ 知识目标

掌握为不能经口进食的老年人进行鼻饲饮食照护的操作目的和注意事项。

◇ 素质目标

1. 具有科学、严谨、慎独、耐心细致的工作态度。
2. 具有精益求精的工匠精神。

实训建议

1. 采用"理实一体"的教学方法,情景案例导入,情景模拟,由教师示教操作程序,演示操作过程,展现真实场景。教师在示教和演示操作的相应环节应强调安全风险及注意事项。

2. 学生分组进行情景模拟、角色扮演,练习操作过程,训练沟通技巧,应体现人文关怀,提升职业素养和职业能力。

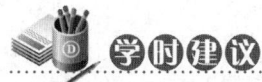

2学时。

> **情景导入**
> 罗奶奶,75岁,退休前是公务员,有脑卒中、慢性支气管炎病史,昨天因吞咽问题进行鼻饲饮食,置管后总觉得插管不舒服,形象不好,情绪急躁,拒绝鼻饲饮食。
> **工作任务:**
> 假如你是罗奶奶的照护员,请按照照护计划帮助罗奶奶通过鼻饲管进食。

一、评估

(一) 评估内容

评估老年人的全身情况(如精神状态、饮食、二便、睡眠等)、局部情况(如鼻饲管插入长度、鼻饲管周围皮肤情况等)、特殊情况(针对本情境可能存在的情况),评估老年人对鼻饲饮食的认识、心理状态及合作程度。

(二) 实施评估

轻敲房门,经老年人允许后进入房间。

照护员:罗奶奶,您好,我是您的照护员仝华,请告诉我您的房间号、床号和姓名好吗?

老年人:301房间4床,罗玉兰。

照护员:罗奶奶,您今天感觉怎么样?距离您上次吃饭已经2 h了,又到了该吃饭的时间了,您饿不饿呀?我来协助您吃饭好吗?我们今天的食物是混合奶,有牛奶和豆浆,您闻到香味了吗?

老年人:好的。

照护员:罗奶奶,我先来给您看一下您的鼻饲管情况,鼻饲管插入长度完好,周围皮肤无破损无压红,罗奶奶您张口,鼻饲管在口腔内无盘旋、无折叠。罗奶奶,都没有问题的,我们可以进食。需要协助您去卫生间吗?

老年人:不需要。

照护员:房间的温湿度已经给您调节好了,光线明亮,空气清新。您稍等,我去准备用物。

老年人:好的。

二、计划

(一) 环境准备

环境应干净整洁,光线明亮,温度、湿度适宜,空气清新无异味。

(二) 照护员准备

着装整洁,无长指甲,未佩戴首饰,已洗手。

(三) 老年人准备

老年人平卧于床,病情稳定,明确操作目的,了解操作过程及注意事项,愿意配合。

(四) 用物准备

物品摆放合理,用物准备见表1-19。

表1-19 用物准备

序号	物品名称	数量	序号	物品名称	数量
1	治疗车	1辆	10	大别针	1个
2	大治疗盘	1个	11	50 mL灌注器	2支
3	毛巾	1条	12	餐巾纸	1包
4	软枕	2个	13	免洗手消毒液	1瓶
5	餐碗及鼻饲食物200 mL	1套	14	笔	1支
6	盛100 mL温开水的水杯	1个	15	记录单	1份
7	无菌纱布块	1包	16	医疗垃圾桶	1个
8	弯盘	2个	17	生活垃圾桶	1个
9	橡皮圈	1个			
要求:检查灌注器是否完好,温开水及鼻饲饮食温度为38~40℃。					

三、实施

实施过程见表1-20。

表1-20 实施过程

操作步骤	沟通内容
1. 沟通解释 携用物至床旁,取得老年人配合	罗奶奶,食物已经准备好了,我来协助您吃饭。过程中您如果有什么不舒服的,就及时举手示意我,好吗
2. 摆放体位 根据罗奶奶的病情,采取半卧位的进食体位;照护员协助老年人平卧,先摇起床头支架使上半身抬高,与床成30°~50°,膝关节处垫软枕,防止下滑,床尾置一软枕垫于足底,防止足底触及床尾栏杆。嘱咐老年人将头偏向照护员一侧	罗奶奶,吃饭前我先帮您调整一个舒适的体位,首先,需要给您摇高床头30°~50°,您注意一下。在您膝关节处垫一软枕,在您足底垫一软枕,您将头偏向我这一边,您这样躺着还舒服吗
3. 垫巾置盘 在老年人的颌下垫毛巾,遮住老年人前胸、右侧枕部,颌下放弯盘	罗奶奶,为防止污染您的衣服及被褥,在您胸前铺一条毛巾,放置一个弯盘

续表

操作步骤	沟通内容
4. 检查鼻饲管 (1) 照护员再次检查老年人鼻饲管是否完好，插入的长度是否与标记的长度一致，如果出现松动或管道滑脱，立即报告医护人员进行处理。 (2) 检查鼻饲管是否在胃内的三种方法：① 在鼻饲管末端连接灌注器抽吸，能抽出胃液。② 置听诊器于老年人胃部，快速经鼻饲管向胃内注入 10 mL 空气，听气过水声。③ 将鼻饲管末端置于盛水的碗中，无气泡逸出	罗奶奶，我再检查一下您的胃管情况，胃管插入长度完好，周围皮肤无破损，无压红；(反折胃管末端，连接灌注器，抽吸胃液)，抽吸见胃液（将胃液推回）。罗奶奶，您不用担心，胃管在您的胃内
5. 进行鼻饲 (1) 测试鼻饲食物及水的温度，一般为 38～40 ℃，照护员取少量鼻饲食物及水滴在自己前臂掌侧下缘，感觉温热不烫为宜。 (2) 照护员用灌注器从水杯中抽取 20 mL 的温开水，连接鼻饲管末端缓慢注入，确定鼻饲管通畅，盖好盖帽。 (3) 照护员用灌注器抽取 20～50 mL 的鼻饲食物，打开鼻饲管末端并连接，缓慢推注，推注后立即盖好盖帽，再次抽吸鼻饲食物，同法至鼻饲食物推注结束。 (4) 鼻饲过程中，观察老年人表现，发现有恶心、呕吐、胃液中混有咖啡样物等异常情况，立即停止操作，并及时报告医护人员。 (5) 鼻饲推注结束后，抽吸 20 mL 温开水冲洗鼻饲管，再次抽吸 20 mL 温开水推至鼻饲管内。 (6) 鼻饲管末端反折，用无菌纱布包好，用大别针固定在老年人枕边或衣领上。 (7) 帮助老年人撤掉颌下毛巾，保持现有体位 30 min	(测试水温、鼻饲食物温度，38～40 ℃)。 罗奶奶，现在开始喝水了，我先注入 20 mL 的温开水，润滑胃管。 罗奶奶，我们现在开始吃饭了（推注速度：10～13 mL/min，每次鼻饲量不超过 200 mL）。罗奶奶，您觉得这个速度还可以吗？如果有什么不舒服就举手示意我。 罗奶奶，我们再喝点水。我先注入 20 mL 的温开水帮助您冲洗胃管，防止胃管内的食物残渣变质，引起您的不适。剩余 20 mL 给您冲洗一下胃管末端。 罗奶奶，这次的进餐就结束了，谢谢您的配合。您先这样躺上 30 min，防止食物反流，以免引起您的恶心呕吐，我把胃管给您固定在枕旁
6. 整理 整理床单位，灌注器及餐具清洗、消毒、晾干备用	罗奶奶，您还有别的需要吗？呼叫器给您放在枕旁了，您有什么需要，就按铃呼叫我，我会及时赶来看您的。您先休息，我先出去了
7. 洗手、记录 (1) 洗手。按七步洗手法洗手。 (2) 记录。记录老年人的姓名、鼻饲食物的种类和量、照护员签名	

四、评价

1. 使老年人及家属了解鼻饲饮食的相关知识，达到预期的鼻饲饮食效果。
2. 照护员做到安全正确地给予老年人鼻饲饮食，无差错、无不良反应发生。
3. 老年人主动配合，照护员与老年人沟通有效。

五、操作目的及注意事项

(一) 操作目的

为不能经口进食的老年人从鼻饲管注入流质食物,保证老年人摄入足够的营养素、水分和药物,以维持生命。

(二) 注意事项

1. 每次推注鼻饲食物前应先确保鼻饲管在胃内,检查鼻饲管是否通畅。先注入少量温开水冲管后再进食,鼻饲完毕后再次注入少量温开水,防止鼻饲食物残留导致凝结、变质。避免注入空气而致腹胀。

2. 长期鼻饲的老年人应做好口腔清洁,并定期更换鼻饲管,普通鼻饲管每周更换一次,聚氨酯鼻饲管每月更换一次,于晚间末次推注鼻饲食物后拔出,次日晨再从另一侧鼻孔插入。

3. 避免口腔、气管、消化道感染。

4. 需要吸痰的老年人在鼻饲前后 30 min 内禁忌吸痰。

5. 鼻饲老年人用药应在医生指导下粉碎。

6. 观察老年人鼻饲过程若有恶心、呕吐、胃液中混有咖啡样物等情况,应立即停止并报告医护人员。

7. 灌注的鼻饲液温度应在 38~40℃,避免过冷或过热;操作轻柔准确,注入鼻饲食物的速度不宜过快或过慢,速度为 10~13 mL/min,每次鼻饲量不超过 200 mL,两次间隔时间不少于 2 h;果汁与奶液分别灌注,防止产生凝块;已配制好的鼻饲食物应放在 4℃ 以下的冰箱内保存,保证 24 h 用完,防止放置时间过长而变质。

8. 老年人进餐后不能立即平卧,以免食物反流。

任务十一　为老年人更换尿垫、纸尿裤

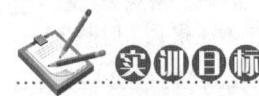 实训目标

◇ 技能目标

学会为老年人更换尿垫、纸尿裤,遵循操作流程,保证操作过程规范、安全。

◇ 知识目标

掌握老年人尿垫、纸尿裤照护的操作目的和注意事项。

◇ 素质目标

1. 具有"以老年人为中心"的职业素养。

2. 具有热爱老年事业的职业情怀。

实训建议

1. 采用"理实一体"的教学方法,情景案例导入,情景模拟,由教师示教操作程序,演示

操作过程,展现真实场景。教师在示教和演示操作的相应环节应强调安全风险及注意事项。

2. 学生分组进行情景模拟、角色扮演,练习操作过程,训练沟通技巧,应体现人文关怀,提升职业素养和职业能力。

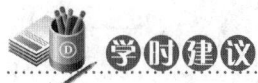

1学时。

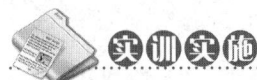

> **情景导入**
>
> 何奶奶,72岁,脑卒中后导致右侧偏瘫,长期卧床,不能自行排大小便,需要使用尿垫和纸尿裤,但何奶奶每次都不愿意更换,内心感到自卑。晚饭后1 h,何奶奶将大便排泄到纸尿裤上。
>
> 工作任务:
>
> 假如你是何奶奶的照护员,请及时为何奶奶更换尿垫和纸尿裤。

一、评估

(一) 评估内容

评估老年人的全身情况(如精神状态、饮食、二便、睡眠等)、局部情况(如尿垫及纸尿裤浸湿程度、老年人皮肤情况等)、特殊情况(针对本情境可能存在的情况),评估老年人对更换尿垫及纸尿裤的认识、心理状态及合作程度。

(二) 实施评估

轻敲房门,经老年人允许后进入房间。

照护员:何奶奶,您好,我是您的照护员刘华,请告诉我您的房间号、床号和姓名好吗?

老年人:303房间8床,何玉。

照护员:何奶奶,您看一下外面的天色,猜一下现在是什么时候呢?

老年人:晚上了吗?

照护员:对,已经傍晚了,一会儿我给您换一个尿垫和纸尿裤,好吗?我看您现在还是不太愿意穿纸尿裤,您不用担心,咱们通过一段时间的盆底肌肉训练,您就可以慢慢自主地进行大小便了,这样咱们就可以不用穿纸尿裤了。那我现在先来看一下您的这个纸尿裤,好吗?

老年人:好的。

照护员:先给您打开盖被,您觉得房间的温度还可以吗?给您解开粘扣,您双腿屈膝,我协助您翻个身。何奶奶,您的纸尿裤确实需要更换了。我看了一下,您的皮肤是完好的。

没有红肿破损,也没有湿疹、压疮的情况。

老年人:好的。

照护员:何奶奶,我再来看一下您的肢体活动情况,您用力收缩右上肢,这样抓握您有感觉吗?像我这样活动一下左上肢,做一下屈肘的动作,您轻抬左上肢,给您施加一点阻力,还能坚持吗?您再用力收缩右下肢,这样抓握您有感觉吗?轻抬左腿,给您施加一点阻力,还能坚持吗?您的左侧肢体活动能力挺好的,右侧有些吃力,一会儿需要您翻身的时候多多配合我呀,您想啊,我们只有锻炼得多了,自己就能做更多想做的事情了,您说是不是呀?您稍等,我去拿新的纸尿裤。

老年人:好的。

二、计划

(一)环境准备

环境应干净整洁,光线明亮,温度、湿度适宜,关闭门窗,屏风遮挡。

(二)照护员准备

着装整洁,无长指甲,未佩戴首饰,已洗手并佩戴口罩。

(三)老年人准备

老年人平卧于床,病情稳定,明确操作目的,了解操作过程及注意事项,愿意配合。

(四)用物准备

物品摆放合理,用物准备见表1-21。

表1-21 用物准备

序号	物品名称	数量	序号	物品名称	数量
1	治疗车	1辆	7	纸巾	适量
2	纸尿裤	2片	8	免洗手消毒液	1瓶
3	屏风	1个	9	笔	1支
4	尿垫	2片	10	记录单	1份
5	水盆内盛温水	适量	11	医疗垃圾桶	1个
6	小毛巾	1块	12	生活垃圾桶	1个

三、实施

实施过程见表1-22。

表1-22 实施过程

操作步骤	沟通内容
1. 沟通解释 携用物至床旁,取得老年人配合	何奶奶,尿垫及纸尿裤已经拿来了,屏风也给您打开了,那咱们现在就开始更换了,如果有什么不舒服的,您及时告诉我,我先给您打开盖被,温度还合适吧

续表

操作步骤	沟通内容
2. 更换尿垫 (1) 协助老年人左侧卧位。 (2) 观察皮肤情况及擦拭皮肤：观察会阴部及臀部皮肤情况，在水盆内倒入适量温水，用手腕内测试水温，以保证适宜，将专用毛巾沾湿、拧干，以不滴水为宜，手套样包裹于右手上，用温热毛巾由外向内环形擦拭右侧臀部和会阴部皮肤。 (3) 更换右侧清洁尿垫：将污染的一次性尿垫向内折叠，塞于老年人身体下面，然后将清洁的尿垫一半卷起来塞于老年人身下，另一半向自己一侧打开。 (4) 协助老年人翻身至右侧卧位，撤下污染的一次性尿垫；如果是规格较小的尿垫，可以直接从对侧撤下污染的一次性尿垫；如果是规格较大的尿垫，需要转至对侧。撤下污染的尿垫时，需拉起右侧床挡，再转至对侧撤下污染的尿垫，放入生活垃圾桶内。 (5) 同法擦拭老年人左侧臀部。 (6) 铺好左侧清洁尿垫：将清洁尿垫另一半拉平铺好，协助老年人翻转身体至平卧位。	何奶奶，我先协助您向左侧翻身。您右侧臀部及会阴部的皮肤完好，没有破损，给您擦拭一下（将污染的一次性尿垫向内折叠，塞于老年人身体下面，然后将清洁的尿垫一半卷起来塞于老年人身下，另一半向照护员一侧打开）。 何奶奶，右侧的尿垫给您铺好了，再给您整理左侧的尿垫，我先协助您向右侧翻身，给您撤下污染的尿垫。您左侧臀部皮肤也是完好的，没有破损，给您擦拭一下。给您铺好左侧的尿垫了，我协助您翻转身体呈平卧位
3. 更换纸尿裤 (1) 协助老年人取平卧位，解开污染纸尿裤的粘扣，揭开两翼放至老年人身体两侧，将前片折叠于臀下。 (2) 观察皮肤情况及擦拭皮肤：观察会阴部及臀部皮肤情况，在水盆内倒入少许温水，用掌面手腕内测试水温，以保证适宜，将专用毛巾沾湿、拧干，以不滴水为宜，手套样包裹于右手上，自上向下轻轻擦拭会阴部，再用干毛巾沾干。 (3) 协助老年人向近侧侧卧，擦拭对侧臀部皮肤，折叠对侧污染的纸尿裤：用同样的方法由外向内环形擦拭臀部，再用干毛巾沾干；将污染的纸尿裤从对侧向近侧内面对折反卷于老年人右侧臀下。 (4) 平铺清洁的纸尿裤，协助老年人翻身至另一侧，撤下污染的纸尿裤：将卷好的清洁纸尿裤（贴皮肤面朝内）由对侧向近侧平铺于老年人臀下，协助老年人翻身至另一侧，撤下污染的纸尿裤，放入污物桶内。 (5) 平铺清洁的纸尿裤，协助老年人平卧：打开身下的清洁纸尿裤，并铺平，协助老年人取平卧位。 (6) 整理纸尿裤的前片、两翼：从两腿间向前、向上兜起纸尿裤前端，整理大腿内侧边缘，将前片覆盖在腹部，两翼与前片粘贴、固定。 (7) 将腹股沟两侧防侧漏折翻出，检查松紧是否适宜。 (8) 盖好盖被，拉起床挡	何奶奶，我给您解开纸尿裤的粘扣（揭开纸尿裤两翼放在老年人身体两侧，将前片折叠于老年人的臀下）。您会阴部及臀部的皮肤完好，没有破损，给您擦拭一下。 何奶奶，现在协助您向我这侧翻身。先给您擦拭左侧臀部皮肤（折叠左侧污染的纸尿裤向右侧内面对折反卷于老年人的右侧臀下，将卷好的清洁纸尿裤由左侧向右侧平铺于老年人的臀下）。何奶奶，我再协助您翻身至左侧（帮助老年人撤下污染的纸尿裤，放入污物桶内）。何奶奶，我先用纸巾给您擦拭一下，再用湿毛巾给您擦拭一下，我测试了温度，温度适宜。我再打开您身下的清洁纸尿裤铺平，协助您平躺，然后从两腿间向前、向上兜起纸尿裤前端，整理好大腿内侧边缘，将前片覆盖在腹部，两翼与前片粘贴、固定；我再将您腹股沟两侧防侧漏折翻出。何奶奶，您觉得松紧度还可以吗？好的，何奶奶，现在已经给您换上新的纸尿裤了，您感觉舒服了吗？给您盖好盖被，拉起床挡，我再检查一下床挡，床挡安全

续表

操作步骤	沟通内容
4. 整理用物 整理床单位,开窗通风	何奶奶,给您开窗通风 30 min,我会避免对流风的,防止您着凉。您还有别的需要吗?呼叫器给您放在枕旁了,您用手试一下,有什么需要,就按铃呼叫我,我会及时来看您的。您先休息,我先出去了
5. 洗手、记录 (1) 洗手。按七步洗手法洗手。 (2) 记录。记录老年人姓名、更换尿垫及纸尿裤的时间、臀部及会阴部皮肤情况、排泄物情况等,照护员签全名	

四、评价

1. 老年人了解一次性尿垫、纸尿裤的使用相关知识。
2. 照护员做到安全规范地更换尿垫、纸尿裤,更换过程顺利,老年人无不适反应。
3. 照护员与老年人的沟通有效,老年人主动配合。
4. 使用纸尿裤后,老年人皮肤保持干燥,无压疮发生。

五、操作目的及注意事项

(一) 操作目的

协助老年人更换尿垫、纸尿裤,避免因大小便失禁引起臀部压疮。

(二) 注意事项

1. 动作轻稳、熟练,擦拭方法正确,照护员应关爱老年人,与老年人有很好的沟通。
2. 更换尿垫、纸尿裤时应注意遮盖老年人身体,防止受凉,注意保护隐私。
3. 根据老年人的体型选择适宜尺寸的纸尿裤。
4. 更换纸尿裤时,应将纸尿裤大腿内外侧边缘展平,防止侧漏。
5. 老年人使用纸尿裤,每次更换或排便后应使用温热毛巾擦拭或清洗会阴部,减轻异味,保持局部清洁干燥。
6. 当老年人患有传染性疾病时,尿垫、纸尿裤应放入医用黄色垃圾袋,作为医用垃圾集中回收处理。

任务十二　为留置导尿的老年人更换一次性集尿袋

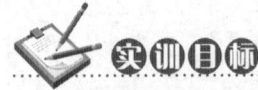
实训目标

◇ 技能目标

学会为留置导尿的老年人更换一次性集尿袋,遵循操作流程,保证操作过程规范、安全。

◇ 知识目标

掌握为留置导尿的老年人更换一次性集尿袋的操作目的和注意事项。

◇ 素质目标

1. 具有高度的责任心和科学、严谨、慎独的工作态度。
2. 具有热爱老年事业、勇于奉献的职业情怀。

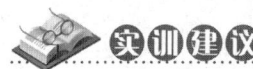

1. 采用"理实一体"的教学方法,情景案例导入,情景模拟,由教师示教操作程序,演示操作过程,展现真实场景。教师在示教和演示操作的相应环节应强调安全风险及注意事项。
2. 学生分组进行情景模拟、角色扮演,练习操作过程,训练沟通技巧,应体现人文关怀,提升职业素养和职业能力。

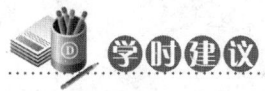

1学时。

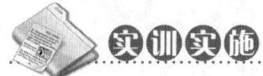

情景导入

李奶奶,76岁,本科学历,退休前为小学教师,患有高脂血症20年,高血压10年,近期出现尿道炎性水肿,已留置导尿管。

工作任务:

假如你是李奶奶的照护员,请为李奶奶更换集尿袋。

一、评估

(一)评估内容

评估老年人的全身情况(如精神状态、饮食、二便、睡眠等)、局部情况(如尿管固定情况、尿液引流情况、尿液情况、腹部情况等)、特殊情况(针对本情境可能存在的情况),评估老年人对更换集尿袋的认识、心理状态及合作程度。

(二)实施评估

轻敲房门,经老年人允许后进入房间。

照护员:李奶奶,您好,我是您的照护员刘艳,请告诉我您的房间号、床号和姓名好吗?

老年人:301房间5床,李玉兰。

照护员:李奶奶,看您精神状态不错,最近休息得好吗?吃饭还香不香?排便还规律吗?您现在感觉有尿意吗?

老年人:有一点。

照护员：有一点啊，现在我帮您检查一下尿管情况好吗？李奶奶，您稍等，我给您关闭门窗，拉上窗帘，屏风遮挡，现在房间的温度是24℃，湿度是50%，空气清新，光线明亮，您感觉还舒适吗？我给您打开盖被，帮您脱一下裤子，来，轻轻抬一下臀部，好，会阴部皮肤完好无破损，导尿管固定良好，衔接良好，打开引流开关，引流通畅，尿液无絮状物、无浑浊，颜色为淡黄色，叩诊腹部，腹部平软。李奶奶，您的尿管是通畅的，没有什么问题，尿液颜色也是正常的，现在帮您穿一下裤子。来，抬一下臀部，好，尿液已达集尿袋的2/3，需要更换了，我给您更换一下集尿袋好吗？

老年人：好的。

二、计划

(一) 环境准备

环境应干净整洁，光线明亮，温度、湿度适宜，应关闭门窗，用屏风遮挡。

(二) 照护员准备

着装整洁，无长指甲，未佩戴首饰，已洗手并佩戴口罩。

(三) 老年人准备

老年人平卧于床，病情稳定，明确操作目的，了解操作过程及注意事项，愿意配合。

(四) 用物准备

物品摆放合理，用物准备见表1-23。

表1-23 用物准备

序号	物品名称	数量	序号	物品名称	数量
1	集尿袋	2个	10	屏风	1个
2	一次性治疗巾	1块	11	口罩	1包
3	碘伏	1瓶	12	便盆	1个
4	棉签	1包	13	免洗手消毒液	1瓶
5	别针	1个	14	笔	1支
6	PE薄膜手套	1包	15	记录单	1份
7	止血钳	1把	16	医疗垃圾桶	1个
8	一次性包装弯盘	3个	17	生活垃圾桶	1个
9	治疗车	1辆			

要求：在准备时检查集尿袋、碘伏、棉签等，确保均在有效期内。

三、实施

实施过程见表1-24。

表1-24 实施过程

操作步骤	沟通内容
1. 核对告知 携用物至床旁，与老年人核对，向老年人解释。检查导尿管无滑脱，评估导尿管引流通畅情况	李奶奶，用物准备好了，我们开始更换吧？在更换前，我要再次掀开您的盖被，脱下您的裤子，检查导尿管是否滑脱，引流是否通畅。您的导尿管无脱出，我现在要挤压一下导尿管，看是不是通畅，您如果有什么不舒服，请及时示意我。 李奶奶我看了引流通畅，可以更换

续表

操作步骤	沟通内容
2. 更换集尿袋 (1) 协助老年人平卧位,照护员站在床右侧中间,打开盖被,暴露导尿管与引流管接口,在导尿管与引流管接口处铺一次性治疗巾,放置弯盘于接口下。 (2) 检查集尿袋有效期,撕开外包装,平铺在治疗巾上。 (3) 关闭集尿袋放尿端口,打开引流管开关,观察尿液引流通畅。 (4) 用止血钳夹住留置导尿管开口上端3~5 cm处,夹闭集尿袋引流管开关。 (5) 取棉签袋打开,抽出两支,棉头部分在棉签袋内。洗手,戴手套。 (6) 断开导尿管和引流管接口,导尿管末端向上,用左手中指和无名指夹住,拇指和食指捏住新集尿袋引流管接口处,右手取下新集尿袋引流管端口盖帽,放在治疗巾上。 (7) 右手取棉签蘸碘伏,由导尿管外口由内向外螺旋消毒2次,用过的棉签放入弯盘内,右手拿起新集尿袋引流管端口与导尿管相连,旋紧。 (8) 将新引流管盖帽套在换下的引流管端口上,旧引流管放在床边。 (9) 松开止血钳,观察尿液引流是否通畅,关闭集尿袋引流管开关。 (10) 用别针将新集尿袋固定在床旁,取下治疗巾和弯盘,放在治疗车下层。 (11) 协助老年人取舒适卧位,盖好盖被,支好床挡,每3~4 h打开集尿袋引流管开关放尿一次。 (12) 提起换下的集尿袋,观察尿液颜色、性状、尿量后,打开集尿袋底部开关,将尿液放入便盆内。	李奶奶,更换尿袋需要一定的时间,请您耐心等待,在更换的过程中不要大幅度扭动身体,如果有什么需要或不舒服请您及时告知我。 (放下床挡,打开一侧盖被)李奶奶,我帮您脱一下裤子,您轻抬臀部,我帮您盖好被子,将治疗巾铺于导尿管与引流管连接处,将两个弯盘放在治疗巾上,包装袋放生活垃圾桶中,夹闭导尿管(用止血钳夹住留置尿管开口上端3~5 cm,洗手、戴橡胶手套,分离留置导尿管与集尿袋,将旧的引流管放于弯盘内,我再用碘伏消毒导尿管端口及外周(螺旋消毒2次),这就打开新引流管盖帽,接到导尿管处拧紧,盖帽盖住污染的尿袋引流管并放于弯盘内,撤走污染的尿袋引流管,放于医疗垃圾桶中,松开止血钳,打开引流开关,引流通畅,夹闭尿袋引流开关,用别针固定尿袋放在低于膀胱处的床旁,每3~4 h咱们松开放尿一次,撤去用物。李奶奶,您抬一下臀部(一次性治疗巾放于医疗垃圾桶内,脱手套,洗手)。 李奶奶,尿袋已经给您更换完了,您有什么不舒服的吗?您平时翻身时要注意,不要扭曲、折叠或者压到导尿管。躺床上的时候不能将尿袋举高过床的平面,下床活动时尿袋不能提得高于耻骨联合处,也就是不能高于腰部。如果导尿管周围皮肤有异常,请及时告诉我们,我们也会随时观察的。 为了预防泌尿道发生感染,平时要保持尿道口的清洁,可以用消毒棉球擦拭尿道口等部位,每天1~2次,也要经常观察尿量、尿液颜色及性状,我们也会随时观察的,您放心。 李奶奶,那您还有其他的需要吗?没有的话您先休息,呼叫器给您放在床头,您用手试一下,有什么事按铃叫我,我会及时赶过来的
3. 整理用物 (1) 整理床单位。 (2) 用过的治疗巾、棉签、集尿袋按医疗垃圾处理,脱去手套,按医疗垃圾处理。 (3) 开窗通风。开窗通风30 min,避免对流风,防止老年人着凉	李奶奶,我给您整理一下床铺,再给您开窗通风
4. 洗手、记录 (1) 洗手。用七步洗手法洗手。 (2) 记录。记录尿液颜色、性状、尿量、尿袋更换时间,老年人臀部及会阴部皮肤情况等,如发现异常及时报告医护人员。照护员签全名	

四、评价

1. 老年人了解一次性集尿袋使用的相关知识,能采取相应的预防感染措施。
2. 照护员操作方法正确,动作轻柔,无菌观念强。无牵拉及渗漏,导尿管引流通畅。

3. 照护员操作方法熟练,动作轻稳、节力、安全,体现人文关怀。
4. 照护员与老年人的沟通顺畅,老年人主动配合,无不适反应。

五、操作目的及注意事项

(一)操作目的

为老年人更换一次性集尿袋,以避免泌尿系统感染。

(二)注意事项

1. 更换集尿袋过程中,物品摆放合理,要使用无齿止血钳夹紧导尿管,以防尿液漏出及因多次更换夹损导尿管。严格遵守操作规范,遵守无菌技术操作原则。

2. 正确连接导尿管和引流管,保持整个引流系统连接紧密。分离集尿袋时注意用力的方向,防止拔出导尿管。分离接口前要夹紧导尿管,以防尿液漏出。

3. 老年人离床活动时,如使用的是一次性集尿袋,集尿袋不得超过膀胱高度并避免挤压,以防尿液反流,避免感染的发生。如果使用的是防逆流型集尿袋,引流管与导尿管接口处有防逆流瓣膜,离床活动时可不受限制,即使集尿袋高于耻骨联合处,也不会逆流引起感染。

4. 防止泌尿系统感染:

(1) 当集尿袋尿液量超过 1000 mL 或集尿袋的 2/3 时,应及时排掉,排尿时要避免污染集尿袋出口处。

(2) 保持引流通畅,防止导尿管受压、扭曲、折叠。

(3) 保持尿道口清洁,每日用碘伏棉球消毒会阴部 1~2 次。注意消毒导尿管管口时要由内向外消毒。

(4) 严格执行无菌操作,按集尿袋使用期限定期更换,一次性集尿袋每天更换 1 次,橡胶导尿管每周更换 1 次,硅胶材质气囊导尿管,每月更换 1 次。

(5) 为保护老年人膀胱功能,对引流管应采用间歇性夹管,使膀胱定时充盈、排空,应根据尿量情况每 3~4 h 放尿 1 次。

(6) 观察膀胱功能,有无尿频、尿急、尿痛和腹痛,如果是针对失智老年人,应注意观察有无烦躁、痛苦表情、发热等表现。

(7) 观察尿液颜色、性状、尿量、透明度、气味。发现尿液浑浊、沉淀、有结晶或絮状物时,应及时报告医护人员,以便及时处理。

(8) 为了避免老年人自行拔出导尿管造成尿道损伤,必要时应进行安全约束保护。

任务十三 老年人如厕照护

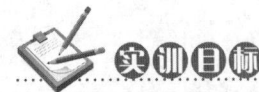

◇ 技能目标

学会老年人如厕照护,遵循操作流程,保证操作过程规范、安全。

◇ 知识目标

掌握协助老年人如厕的操作目的和注意事项。

◇ 素质目标

1. 具有热爱老年事业、勇于奉献的职业情怀。
2. 具有敬老、孝老、爱老的职业素养。

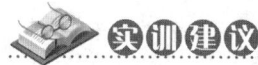

1. 采用"理实一体"的教学方法,情景案例导入,情景模拟,由教师示教操作程序,演示操作过程,展现真实场景。教师在示教和演示操作的相应环节应强调安全风险及注意事项。
2. 学生分组进行情景模拟、角色扮演,练习操作过程,训练沟通技巧,应体现人文关怀,提升职业素养和职业能力。

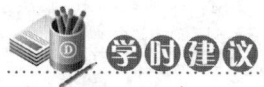

1学时。

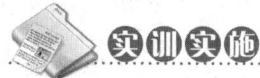

> **情景导入**
>
> 张爷爷,男,72岁,退休前为大学教授,轻度失智老年人,以前因大小便失禁有过尿裤子的现象,经过一段时间的训练后,张爷爷大小便失禁的次数减少,舒适度及自尊感增强,但有时也会因为偶尔尿床而烦躁不安、不配合照护员的训练。
>
> 工作任务:
>
> 假如你是张爷爷的照护员,请按照照护计划帮助张爷爷如厕。

一、评估

(一) 评估内容

评估老年人的全身情况(如精神状态、饮食、二便、睡眠等)、局部情况(如老年人肢体活动情况等)、特殊情况(针对本情境可能存在的情况),评估老年人对如厕照护的认识、心理状态及合作程度。

(二) 实施评估

轻敲房门,经老年人允许后进入房间。

照护员:张爷爷,您好,我是您的照护员刘华,请告诉我您的房间号、床号和姓名好吗?

老年人:302房间4床,张建国。

照护员:张爷爷,您好,您按铃是想要大便吗?

老年人：是的。

照护员：好，那我先来评估一下您的身体活动状况，给您打开盖被，您感觉室内的温度还可以吗？来，您活动一下左胳膊、左腿、右胳膊、右腿，好，张爷爷您的身体活动能力挺好的。张爷爷，地面已经给您打扫干净了，没有障碍物，也没有水渍。那您先稍等我一下，我去帮您把坐便椅拿来。

老年人：好的。

二、计划

（一）环境准备

环境应干净整洁，光线明亮，温度、湿度适宜，关闭门窗，屏风遮挡。

（二）照护员准备

着装整洁，无长指甲，未佩戴首饰，已洗手。

（三）老年人准备

老年人平卧于床，病情稳定，明确操作目的，了解操作过程及注意事项，愿意配合。

（四）用物准备

物品摆放合理，用物准备见表1-25。

表1-25　用物准备

序号	物品名称	数量	序号	物品名称	数量
1	坐便椅	1把	6	毛巾	1条
2	卫生纸	1卷	7	笔	1支
3	屏风	1个	8	记录单	1份
4	免洗手消毒液	1瓶	9	医疗垃圾桶	1个
5	水盆	1个	10	生活垃圾桶	1个

三、实施

实施过程见表1-26。

表1-26　实施过程

操作步骤	沟通内容
1. 沟通解释 携用物至床旁，取得老年人配合	张爷爷，坐便椅已经拿来了，屏风也给您打开了，那我协助您排便吧，如果有什么不舒服的，您及时告诉我
2. 如厕照护 (1) 协助老年人从床上坐起，搀扶老年人走到床边坐便椅上。 (2) 照护员一手搂抱老年人腋下（或腰部），另一手协助老年人（或老年人自己）脱下裤子。 (3) 双手环抱老年人腋下，协助老年人缓慢坐于坐便椅上，双手扶稳扶手进行排便。老年人便后自己擦净肛门或身体前倾由照护员协助用手纸擦净肛门。	张爷爷，我先协助您从床上坐起来，您双腿屈膝，我先协助您翻一个身，好，坐起来，没有头晕吧？给您穿上鞋子，来，慢慢站起来，我搀扶您到床边坐便椅上。给您拉上屏风，给您脱掉裤子，慢慢坐一下，您坐稳了吗？来，把手放到扶手上。我站在屏风外等您，有需要您随时叫我。张爷爷您排完便了吗？好，那我进来了。您身体前倾，我给您擦拭一下，好，已经擦干净了，您慢慢起身，我帮您提上裤子，咱们到旁

续表

操作步骤	沟通内容
(4) 老年人自己借助卫生间扶手支撑身体(或照护员协助老年人)起身,老年人自己(或照护员协助)穿好裤子	边洗一下手,水温适宜。来,坐到床上,我现在协助您躺下休息好吗?给您脱掉鞋子,现在这样躺着舒服吧?您看咱们现在大小便情况,是不是有了很好的改善?以后只要我们坚持锻炼,增强我们对盆底肌的控制能力,养成一个良好的生活习惯,这样啊,我们的大小便情况一定会更好的,我去给您开窗通风,然后清洗一下坐便椅,您先躺着休息,有事了,随时按铃叫我,我先出去了
3. 整理用物 协助老年人使用坐便椅排便后,倾倒污物,清洗、消毒坐便椅上便盆,晾干备用	倾倒污物,清洗、消毒便盆,晾干备用
4. 洗手、记录 (1) 洗手。用七步洗手法洗手。 (2) 记录。记录老年人姓名、大便的颜色、性状及量。照护员签全名	

四、评价

1. 老年人了解如厕的安全知识,如厕过程中未发生危险。
2. 照护员应做到正确协助老年人如厕,遵循节力原则。

五、操作目的及注意事项

(一) 操作目的

协助老年人排便。

(二) 注意事项

1. 房间靠近卫生间,方便老年人如厕。
2. 卫生间设有坐便椅并安装扶手,方便老年人坐下和站起。
3. 卫生用品放在老年人伸手可以拿取的位置。
4. 保持卫生间地面干净、整洁、无水渍,以免老年人滑倒。
5. 擦拭顺序、方法正确。

任务十四　老年人床上便器的使用

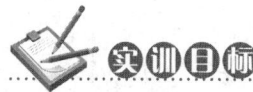 实训目标

◇ 技能目标

学会协助老年人在床上使用便器,遵循操作流程,保证操作过程规范、安全。

◇ 知识目标

掌握协助老年人在床上使用便器的操作目的和注意事项。

◇ 素质目标

1. 具有高度的责任心,科学、严谨、慎独的工作态度。

2. 具有热爱老年事业、勇于奉献的职业情怀。

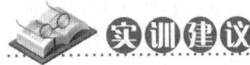 实训建议

1. 采用"理实一体"的教学方法,情景案例导入,情景模拟,由教师示教操作程序,演示操作过程,展现真实场景。教师在示教和演示操作的相应环节应强调安全风险及注意事项。

2. 学生分组进行情景模拟、角色扮演,练习操作过程,训练沟通技巧,应体现人文关怀,提升职业素养和职业能力。

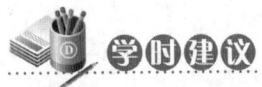 学时建议

1学时。

 实训实施

情景导入

李爷爷,70岁,意识清醒,能控制大小便,能与他人进行沟通,因腿部受伤未完全康复,不能下床大小便,需要照护员为其准备便器,但李爷爷因心理压力过大,排便环境改变,不愿意在床上大小便,每次都需要照护员给予耐心的解释和做思想工作。

工作任务:

假如你是李爷爷的照护员,请按照照护计划协助李爷爷使用便盆排便。

一、评估

(一)评估内容

评估老年人的全身情况(如精神状态、饮食、二便、睡眠等)、局部情况(如老年人肢体活动情况、皮肤情况等)、特殊情况(针对本情境可能存在的情况),评估老年人对床上使用便器的认识、心理状态及合作程度。

(二)实施评估

轻敲房门,经老年人允许后进入房间。

照护员:李爷爷,您好,我是您的照护员刘华,请告诉我您的房间号、床号和姓名好吗?

老年人:302房间5床,李国。

照护员:李爷爷,您好,您刚才按铃叫我是想排便了吗?好,先给您打开盖被评估下您

的腰部活动情况,您双腿屈膝用力抬起臀部,好,慢慢放下,再抬起一下试试,李爷爷,您的腰部活动能力挺好的。您稍等一下,我去把便盆给您拿来。

老年人:好的。

二、计划

(一)环境准备

环境应干净整洁,光线明亮,温度、湿度适宜,关闭门窗,用屏风遮挡。

(二)照护员准备

着装整洁,无长指甲,未佩戴首饰,已洗手。

(三)老年人准备

老年人平卧于床,病情稳定,明确操作目的,了解操作过程及注意事项,愿意配合。

(四)用物准备

物品摆放合理,用物准备见表1-27。

表1-27 用物准备

序号	物品名称	数量	序号	物品名称	数量
1	便盆	1个	7	尿壶	1个
2	卫生纸	1卷	8	记录单	1份
3	一次性护理垫(或橡胶单)	1条	9	笔	1支
4	水盆(内盛温水)	1个	10	生活垃圾桶	1个
5	毛巾	1条	11	医疗垃圾桶	1个
6	屏风	1个			

三、实施

实施过程见表1-28。

表1-28 实施过程

操作步骤	沟通内容
1. 沟通解释 携用物至床旁,取得老年人配合	李爷爷,用物准备好了,我来协助您排便好吗?一会儿需要您配合一下
2. 使用便器 (1)协助老年人平卧:① 轻轻掀开下身盖被放于照护员的对侧;② 协助老年人取仰卧位。 (2)铺护理垫(或橡胶单):一手托起老年人的臀部,另一手将护理垫(橡胶单)垫于老年人腰及臀部下。 (3)脱裤子:脱裤子至膝部,将老年人两腿屈膝(肢体运动障碍者用软枕垫于膝下)。 (4)放置便盆:① 一手托起老年人的臀部,臀部抬高20~30 cm,另一只手将便盆放置于老年人的臀下(开口向足部)。② 腰部不能抬起的老年人,应先协助老年人取侧卧位,腰部放软枕,将便盆开口紧贴臀部放好,再协助老年人平卧,调整便盆位置。	李爷爷,现在我给您打开盖被,您感觉室内的温度还可以吗?您双腿屈膝,我一手托住您的臀部,我们一起用力抬起您的臀部,给您垫上护理垫,脱掉裤子,放上便盆,您用手拿住尿壶,给您盖好盖被,您先排便,我站在屏风外等您。 李爷爷,您排完便了?那我进来了,您双腿屈膝,抬起臀部,我给您取出便盆(观察大便颜色、性状、量)。我协助您翻一个身,用纸巾给您擦净,再用湿毛巾给您擦洗一下,我测试了水的温度,温度适宜。李爷爷,您感觉这个温度还可以吗?已经擦拭干净了,给您穿好裤子。我再给您撤下护理垫,盖好被子

续表

操作步骤	沟通内容
（5）防止尿液飞溅：为防止尿液飞溅，女性老年人在会阴部盖上卫生纸；男性老年人放上尿壶，膝盖并拢，盖上毛巾被。 （6）取出便盆：①嘱咐老年人双腿用力，将臀部抬起，一只手抬起老年人腰骶部，另一只手取出便盆。②臀部不能抬起的老年人，可一只手扶住便盆，另一只手协助老年人侧卧，取出便盆。 （7）擦净肛门：为老年人擦净肛门，将卫生纸在手上绕3层左右，把手绕至臀部后，从前至后擦净肛门，污物较多者可单独擦2~3次。 （8）清洗：用温水清洗肛门，擦干，协助老年人穿好裤子。撤下护理垫，盖好被子	
3.整理用物 （1）开窗通风或开启抽风设备清除异味，并及时关闭窗户或抽风设备。 （2）老年人排便后，倾倒污物，清洗、消毒便盆，晾干备用	李爷爷，现在是不是感觉舒服多啦？那您现在还有其他需要吗？好，我去给您打开窗户通通风，然后清洗一下便盆，有事您随时按铃叫我，我先出去了（倾倒污物，清洗、消毒便盆，晾干备用）
4.洗手、记录 （1）洗手。按七步洗手法洗手。 （2）记录。记录老年人姓名、大便的颜色、性状及量，照护员签全名	

四、评价

1. 老年人了解在床上使用便器的注意事项。
2. 照护员做到正确协助老年人在床上使用便器，遵循节力原则。
3. 照护员与老年人沟通顺畅，老年人主动配合。

五、操作目的及注意事项

（一）操作目的

帮助因疾病等原因不能下床如厕的老年人在床上排便，促使长期卧床的老年人养成排便习惯，保持老年人清洁舒适，满足排便需求。

（二）注意事项

1. 避免拖、拉便盆，以免损伤老年人的骶尾部皮肤。
2. 如果使用金属便盆，使用前倒入热水加温，增加老年人的舒适感。
3. 如果老年人不习惯卧位排便时，视病情可抬高床头。
4. 观察排泄物的性状、量及骶尾部的皮肤，如有异常及时处理。

任务十五　协助老年人更换体位

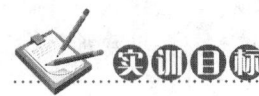

◇ 技能目标

学会一人、两人协助老年人翻身侧卧照护,遵循操作流程,保证操作过程规范、安全。

◇ 知识目标

掌握一人、两人协助老年人翻身侧卧的操作目的和注意事项。

◇ 素质目标

1. 具有预防为先的职业意识。
2. 具有科学、严谨、慎独的职业精神。

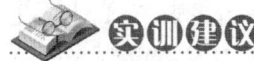

1. 采用"理实一体"的教学方法,情景案例导入,情景模拟,由教师示教操作程序,演示操作过程,展现真实场景。教师在示教和演示操作的相应环节应强调安全风险及注意事项。

2. 学生分组进行情景模拟、角色扮演,练习操作过程,训练沟通技巧,应体现人文关怀,提升职业素养和职业能力。

1学时。

情景导入

李奶奶,86岁,介护老年人,三年前因无人照护入住养老机构,左侧偏瘫,平日可使用手杖独立行走。三日前,该老年人在护理区走廊行走时不慎摔倒,后经医生检查为骶尾部软组织挫伤,医生要求老年人在养老院保守治疗,近期需卧床休养,保证营养摄入,按规定时间进行复查。照护员注意李奶奶床单位及个人卫生,定时协助翻身以避免压疮的发生。

工作任务:

假如你是李奶奶的照护员,请协助李奶奶翻身侧卧。

一、评估

(一) 评估内容

评估老年人的全身情况(如精神状态、饮食、二便、睡眠等)、局部情况(如老年人肢体活动情况、皮肤情况等)、特殊情况(针对本情境可能存在的情况),评估老年人对协助更换体位的认识、心理状态及合作程度。

(二) 实施评估

轻敲房门,经老年人允许后进入房间。

照护员:李奶奶,您好!我是您的照护员刘华,请告诉我您的房间号、床号和姓名好吗?

老年人:301房间7床,李兰。

照护员:李奶奶,我先看一下您的肢体活动情况。您用力收缩左上肢,这样抓握您有感觉吗?像我这样活动一下右上肢,做一下屈肘的动作。您现在轻抬右上肢,我给您施加一点阻力,还能坚持吗?您再用力收缩左下肢,这样抓握您有感觉吗?轻抬右腿,我给您施加一点阻力,还能坚持吗?好的,李奶奶,谢谢您的配合。您的右侧肢体活动能力挺好的,但左侧有些吃力,一会儿在协助您翻身的过程中,您也要多多用力。您想啊,锻炼得多了,肢体功能恢复了,是不是就能做更多自己想做的事情了?李奶奶,房间内温度是24℃,湿度是50%,光线明亮,空气清新,您感觉舒适吗?

老年人:可以。

照护员:现在您需要去卫生间吗?还有其他需要吗?

老年人:不需要,没有了。

照护员:您稍等,我去准备用物。

老年人:好的。

二、计划

(一) 环境准备

环境应干净整洁,光线明亮,温度、湿度适宜,关闭门窗,屏风遮挡。

(二) 照护员准备

着装整洁,无长指甲,未佩戴首饰,已洗手。

(三) 老年人准备

老年人平卧于床,病情稳定,明确操作目的,了解操作过程及注意事项,愿意配合。

(四) 用物准备

物品摆放合理,用物准备见表1-29。

表1-29 用物准备

序号	物品名称	数量	序号	物品名称	数量
1	软枕	3个	4	免洗手消毒液	1瓶
2	小毛巾	1条	5	笔	1支
3	屏风	1个	6	记录单	1份

三、实施

实施过程见表1-30。

表1-30 实施过程

操作步骤	沟通内容
1. 沟通解释 携用物至床旁,取得老年人配合	李奶奶,用物准备好了,我来协助您翻个身好吗?一会儿需要您配合一下
2. 翻身 (1) 固定床脚轮。 (2) 如果老年人带有导管,先将各种导管安置妥当,根据季节情况进行身体遮盖。 (3) 协助老年人平卧,两手放于腹部,两腿屈曲。 (4) 一人协助老年人翻身侧卧法: ① 先将老年人双下肢移向靠近照护员的床沿,再将老年人肩、腰、臀部向照护员移动。 ② 一手托肩部,一手托膝部,轻轻地将老年人推向对侧,协助老年人翻身呈侧卧位,使其背对照护员。 (5) 二人协助老年人翻身侧卧法: ① 两名照护员站在床的同一侧,一人托住颈、肩部及腰部,另一人托住臀部及腘窝部,同时将老年人抬起移向近侧。 ② 一人托住老年人的肩、腰部,另一人托住老年人的臀、膝部,轻推,使老年人转向对侧	李奶奶,您将双手放在腹部,用右脚勾住左脚脚踝,两腿屈膝。 (1) 一人协助老年人翻身侧卧法: 李奶奶,将您的双腿移向我这侧的床沿,再挪动您的肩部、腰部、臀部,我一手托住您的肩部,一手托住您的膝部,协助您向对侧翻身,您没有不舒服吧? (2) 二人协助老年人翻身侧卧法: 李奶奶,我们一个人托住您的颈、肩部及腰部,另一人托住您的臀部及腘窝部,协助您移向我们这侧。我们再一人托住您的肩、腰部,另一人托住您的臀、膝部,协助您转向对侧。李奶奶,没有哪里不舒服吧
3. 舒适安全 根据老年人翻身侧卧对应的时间选择合适的卧位,使老年人安全舒适(应使用床挡)。 (1) 健侧卧位:老年人头部偏向健侧,在老年人的背后放上一个大软枕,使其身体放松。老年人身体略向前倾,健侧上肢自然放置,患侧上肢向前平伸,下垫长软枕,使患侧上肢和身体呈90°~130°,肘伸直,手心向下,五指分开,手腕、手指伸展放在软枕上,避免腕、手悬空。 老年人的患侧腿屈曲,呈跨步状,在其下垫软枕,髋关节、膝关节尽量前屈 90°置于软枕上,避免足悬空,健侧下肢自然伸直,膝关节自然弯曲。 (2) 患侧卧位:在老年人背后放大软枕,使老年人身体略后仰,靠在软枕上,身体放松;将老年人患侧上肢向前平伸放在软枕上,与身体成 80°~90°,肘关节尽量伸直,手指张开,掌心向上;将老年人健侧上肢自然放于身上。老年人患侧下肢髋部伸展,微屈膝。将老年人健侧下肢摆放成跨步姿势,下垫软枕,膝关节和踝关节自然微屈	李奶奶,现在协助您呈右侧卧位。您将头偏向右侧,我在您背后放一个软枕,您往后靠,您的左上肢向前平伸,手心向下,五指分开,下面也垫一个软枕,您的右侧上肢可自然放置。您的左腿向前呈跨步状,髋、膝关节尽量前屈 90°,给您垫一个软枕,您的右侧下肢可以自然伸直,膝关节自然弯曲。 李奶奶,现在协助您呈左侧卧位。您将头偏向左侧,我在您背后放一个大软枕,您身体前倾,您的左肩关节前伸稍内旋,手臂伸直,掌心向上,五指分开,下垫一个大软枕,您的右侧上肢可自然放置。您的左下肢髋部伸展,微屈膝,现在将您的右下肢向前呈跨步状,下垫一个软枕,膝关节和踝关节自然微屈,放在软枕上
4. 整理用物 整理床单位,固定床挡,将物品放回原处	李奶奶,您这样躺着还舒服吗?您保护好您的双手,我保护好您的膝盖,给您拉起床挡。您还有其他事情吗?我把呼叫器放在您的右手边了,您用手试一下,有事您随时按铃叫我。那您先休息,我先出去了。李奶奶再见

续表

操作步骤	沟通内容
5．洗手、记录 （1）洗手。按七步洗手法洗手。 （2）记录。记录老年人姓名、翻身时间、体位及皮肤情况,照护员签全名。 （3）做好床头交接班	

四、评价

1．老年人了解翻身侧卧的目的、过程及配合要点。

2．照护员安全协助老年人翻身侧卧,遵循节力原则。

3．照护员与老年人沟通顺畅,老年人主动配合照护员。

五、操作目的及注意事项

（一）操作目的

1．协助不能起床的老年人更换体位,使其感觉舒适。

2．预防并发症,如压疮、坠积性肺炎等。

（二）注意事项

1．照护员要注意节力原则。翻身时,让老年人尽量靠近照护员,从而省力。

2．如老年人身上携带各种导管时,应先将导管安置妥当,更换体位后仔细检查导管是否有脱落、受压、移位、扭曲,以保持导管通畅。

3．移动老年人时动作应轻稳,协调一致,避免拖、拉、拽,以免造成皮肤损伤。应将老年人身体抬起后再行翻身。翻身后,需用软枕垫好肢体,保持功能位,以保持舒适、安全的体位。

4．根据老年人的病情及皮肤的受压情况,确定翻身间隔时间。如发现皮肤发红或破损应及时处理,酌情增加翻身次数,同时记录于翻身卡上,并做好交接班工作。

5．关爱老年人,随时观察老年人的反应。

6．翻身时应注意为老年人保暖,保护老年人隐私,防止坠床。

7．为手术后老年人翻身前应先检查伤口敷料是否有渗出或脱落,如已被渗出物浸湿或脱落,应先更换敷料并固定妥当后再行翻身,翻身后注意伤口不可受压;石膏固定者,应注意翻身后患处位置及局部肢体的血运情况,防止受压。

项目二 老年人基础照护技术

任务一 老年人拐杖的使用

实训目标

◇ 技能目标
学会使用拐杖,指导老年人正确地使用拐杖。
◇ 知识目标
掌握老年人拐杖的使用操作目的及注意事项。
◇ 素质目标
1. 具有高度的责任心,操作熟练、耐心细致,确保老年人活动安全。
2. 对老年人关心体贴,敬老、孝老、爱老,以人为本。

实训建议

1. 采用"理实一体"的教学方法,情景案例导入,情景模拟,由教师示教操作程序,演示使用拐杖的操作过程,展现真实场景。教师应讲解注意事项,强化照护操作要点和注意事项,注意强调操作过程中的安全风险。
2. 学生分组进行情景模拟,练习操作过程,训练沟通技巧,应体现人文关怀,提升职业素养和职业能力。

学时建议

1学时。

实训实施

情景导入

罗爷爷,68岁,脑卒中后左侧肢体偏瘫,经过康复后,左侧上肢功能恢复较好,下肢功能仍存在一定的障碍,医生建议其借用拐杖进行行走。入住养老机构后,罗爷爷因孤独而情绪低落,更加不愿意外出,今天天气晴朗,照护员想协助罗爷爷使用拐杖到户外活动。

> 工作任务：
> 假如你是罗爷爷的照护员，请按照照护计划指导罗爷爷进行拐杖的使用。

一、评估

（一）评估内容

评估老年人的身体状况、心理状态、配合程度及肢体活动情况。

（二）实施评估

轻敲房门，经老年人允许后进入房间。

照护员：罗爷爷，您好，我是您的照护员李明，请告诉我您的房间号、床号和姓名好吗？

老年人：302房间6床，罗永强。

照护员：罗爷爷，您好！昨天晚上休息得好吗？

老年人：挺好的。

照护员：罗爷爷，您看今天天气晴朗，我们出去活动活动吧。为了促进您的康复，我们今天继续练习使用拐杖行走，好吗？

老年人：好的。

照护员：罗爷爷，咱们先复习之前学过的"三点步行"行走训练，熟练了之后我再教您"两点步行"和使用拐杖"上下楼梯"行走，大约10~15 min，您看可以吗？

老年人：可以。

照护员：罗爷爷，我先检查一下您的肢体活动情况。您像我这样活动一下右手、右腿，我握您的左手，您有感觉吗？左腿呢？

老年人：有感觉。

照护员：好的，罗爷爷，请您稍等，我去准备用物。

老年人：好的。

二、计划

（一）环境准备

地面应整洁、平坦，无积水、无障碍物。

（二）照护员准备

着装整洁，无长指甲，未佩戴首饰，已了解老年人身体状况，与康复师沟通并制订了训练方案。

（三）老年人准备

着装合体，穿好防滑鞋，已坐在椅子上。

（四）用物准备

用物准备见表2-1。

表 2-1　用物准备

序号	物品名称	数量	序号	物品名称	数量
1	拐杖	1支	3	毛巾	1条
2	保护腰带	1条	4	笔、记录单	1套

三、实施

实施过程见表 2-2。

表 2-2　实施过程

操作步骤	沟通内容
1. 核对告知，检查拐杖 辨识老年人，核对老年人信息，检查拐杖的把手、脚垫、高度	罗爷爷，用物准备好了，我们可以开始了吗？ 那我先教您如何检查拐杖：先检查拐杖的把手是否松动，再看一下四个橡胶垫是否完好，最后看一下调节高度和方向的按钮是否锁紧。 罗爷爷，这个拐杖是完好的，我们可以使用。由于您是左侧下肢活动不便，所以我把拐杖放在您的左手边，距离左脚 15 cm 的地方。 我已根据您的身高，调至了合适的高度。您用左手握紧把手，我先给您系好保护腰带。罗爷爷，我扶您站起来(照护员一手提拉安全腰带，一手托住老人左侧前臂)，您先试一下这个高度
2. 行走训练 (1) 三点式：指导老人行走，先拐杖，再患脚，再健脚。照护员站在老年人患侧保护。 (2) 两点式：指导老人行走，先拐杖和患脚，再健脚。照护员站在老年人患侧保护。 (3) 上楼梯：指导老人持杖行走，先上健脚，再上拐杖，再上患脚行走；照护员站在老年人患侧后方保护(一手扶托患侧手臂，一手提拉腰带)。 (4) 下楼梯：指导老人持杖行走，拐杖先下一阶梯，再下患脚，再下健脚。照护员站在老人患侧前方保护(双手托扶患侧前臂)	(1) 三点式：罗爷爷，我们先复习之前学过的三点式步行，您还记得吗？没关系，我再教给您，三点式步行就是先出拐杖，再出患脚(左脚)，健脚(右脚)跟上(重复两遍)。罗爷爷，您自己试一下，非常好，就是这样。 (2) 两点式：罗爷爷，今天我们再学习两点式步行好吗？两点式步行是拐杖和左脚一起出，右脚跟上(重复两遍)。罗爷爷，您自己试一下，非常好。罗爷爷，您累了吗？如果累了，我们就休息一会儿。 (3) 上楼梯：罗爷爷，前面就是楼梯了，我们再学习一下上楼梯吧，上楼梯时先上右脚，再上拐杖，左脚跟上(重复两遍)。罗爷爷，您自己试一下，罗爷爷您真棒，就是这样。 (4) 下楼梯：罗爷爷，我们该下楼梯了，下楼梯时先下拐杖，再下左脚，右脚跟上(重复两遍)。罗爷爷，您自己再试一下
3. 反馈 了解老年人学习行走的感受和使用中存在的问题，照护员指导解决，预约下次训练时间	罗爷爷，您看外面天气多好啊，空气清新，鸟语花香，我们在这儿边欣赏边练习使用拐杖好吗？ 罗爷爷，练习这么长时间您应该累了吧，那我们回房间休息吧。回去的路上我们再复习刚才学习的两点式步行，您还记得吗？罗爷爷您真棒，还记得，那我们多练习几次您就可以自由活动了。 罗爷爷，我们到房间了，我扶您坐下，拐杖放在这边了，我再给您解下保护腰带。 罗爷爷，您觉得我们今天学的难吗？您还有不明白的地方吗？罗爷爷，那我们明天上午再接着练习好吗？您先休息，我过会再来看您
4. 洗手、记录 照护员洗手，记录训练内容、时间及老年人的反应	

四、评价

1. 拐杖高度调整准确,确定安全性良好。
2. 老年人着装合理、安全、舒适,适合运动。
3. 老年人行走平稳、安全,无意外损伤。
4. 照护员操作规范、熟练,行走过程中能有效保护老年人。
5. 照护员言语通俗易懂,礼貌、亲切、沟通有效、顺畅。

五、操作目的及注意事项

(一)操作目的

1. 协助步行不稳定,上肢健康而下肢功能轻度损害的老年人进行行走训练。
2. 维护老年人行动安全,扩大老年人的活动和视野范围。

(二)注意事项

1. 使用拐杖前应先评估老年人的意识状态和行走稳定性,如手臂、肩、背部无伤痛,手臂活动度和支撑力良好等;评估老年人的着装是否适合运动,鞋要合脚防滑,裤腿、鞋带的长度要合理,避免绊倒。
2. 严格遵从医生或康复师对拐杖的选择和步行的指导要求,指导老年人使用。
3. 平时将拐杖放在老年人随手可及的固定位置。
4. 行走中避免拉拽老年人的胳膊,以免造成跌倒和骨折。

任务二　老年人轮椅转运

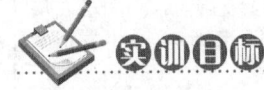

◇ 技能目标

学会正确使用轮椅运送老年人入院、检查、治疗以及进行外出活动,保证操作过程安全正确。

◇ 知识目标

掌握使用轮椅运送老年人的操作目的及注意事项。

◇ 素质目标

1. 具有高度的责任心,操作熟练、耐心细致,确保老年人活动安全。
2. 对老年人关心体贴,具备仁爱之心和慎独精神,尊重老年人,体现爱老、敬老、孝老理念。

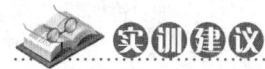

1. 采用"理实一体"的教学方法,情景案例导入,情景模拟,由教师示教操作程序,演示轮椅运送老年人的操作过程,展现真实场景。教师讲解注意事项,强化照护的操作要点,注意强调操作过程中的安全风险。

2. 学生分组、分角色进行情景模拟,练习操作过程,训练沟通技巧,应体现人文关怀,提升职业素养和职业能力。

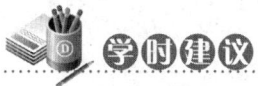

2学时。

> **情景导入**
>
> 李爷爷,92岁,右侧偏瘫,生活基本不能自理,因行动不便,每天上午均在房间内卧床休息,下午在照护员的协助下,借助轮椅到楼下小花园散步。近期因知道自己的大女儿生病住院,心情焦虑和担忧,不愿意离开房间。
>
> 工作任务:
>
> 假如你是照护员,请按照照护计划借助轮椅协助李爷爷外出散步。

一、评估

(一)评估内容

评估老年人身体状况、心理状态、配合程度及肢体活动情况。

(二)实施评估

轻敲房门,经老年人允许后进入房间。

照护员:李爷爷,您好,我是您的照护员李丽,请告诉我您的房间号、床号和姓名,好吗?

老年人:302房间7床,李国富。

照护员:李爷爷您好!昨天晚上休息得好吗?

老年人:挺好的。

照护员:李爷爷,您这样躺着累了吧,今天天气不错,我带您出去晒晒太阳好吗?

老年人:好。

照护员:那一会儿我需要把您从床上转移到轮椅上,需要您配合一下。

老年人:好的。

照护员:李爷爷,那我先看一下您的肢体活动情况,您活动一下胳膊和腿。好的,李爷爷,请您稍等,我去准备用物。

老年人:好的。

二、计划

(一) 环境准备

环境应整洁、宽敞、无障碍物。

(二) 照护员准备

着装整洁,无长指甲,未佩戴首饰,已洗手。

(三) 老年人准备

老年人平卧在床。

(四) 用物准备

用物准备见表2-3。

表2-3 用物准备

序号	物品名称	数量	序号	物品名称	数量
1	轮椅	1辆	5	水杯	1个
2	安全带	1条	6	纸巾	适量
3	小毛毯	1条	7	免洗洗手液	1瓶
4	软垫	2个			

要求:检查轮椅性能,包括靠背、坐垫、扶手完好无破损;手刹灵活,刹车制动完好,胎压充足;脚踏板在同一水平线上;轮椅无异响,可正常行驶,可以使用。

三、实施

实施过程见表2-4。

表2-4 实施过程

操作步骤	沟通内容
1. 核对告知,做好准备 (1) 推轮椅进房间,轮椅与床成30°~45°夹角;固定刹车,翻起脚踏板。 (2) 辨识老年人,核对老年人信息。 (3) 协助老年人穿防滑鞋。 (4) 整理衣服。 (5) 协助老年人向床边移位,先头肩部、再髋部、再下肢。 (6) 照护员一手从老年人颈部穿过放于对侧肩部,另一手放于双膝下,协助老年人坐于床边。	李爷爷,轮椅已经准备好了,我先给您掀开盖被,您屈膝,我给您穿上防滑鞋,再整理一下衣服。 李爷爷,我协助您向床边移动一下,您用左手抓紧右手放在胸前,我喊1、2,咱们一起用力,先头和肩部,再髋部,最后下肢。 李爷爷,现在我协助您坐到床边,您还用左手抓紧右手在胸前,我喊1、2,我们一块用力
2. 坐入轮椅 (1) 嘱咐老年人健侧脚向轮椅方向迈进一步,呈"内八"状态。 (2) 照护员用与老年人患侧相对的膝关节内侧,抵住老年人患侧膝关节的外侧(这里指照护员用左侧膝关节抵住老年人的右侧膝关节)。 (3) 照护员两手臂穿过老年人腋下,环抱其腰部夹紧,两人身体靠近。	李爷爷,我协助您向前挪动一步左脚(使老年人左脚呈"内八"状态),再把您的双手搭在我的肩膀上,用您的左手握紧右手;我把我的双手放在您腰部,我喊1、2,我们一块用力使您站起。 李爷爷,我们慢慢地坐下,您把双手放在轮椅的扶手上,我挪动一下您的右脚。 李爷爷,我协助您向靠背坐稳。 李爷爷,为了让您更舒服,我在您背部垫一个软枕。给您系好安全带。把您双脚放于脚踏板上,为了保暖,给您铺一条小毛毯。

续表

操作步骤	沟通内容
(4) 照护员屈膝并嘱老人在抬臀、伸膝的同时站起。 (5) 照护员以自己的身体为轴转动,将老年人移至轮椅上。 (6) 照护员一手扶住老年人肩部,另一手将老年人右脚放于与左脚平行位置。 (7) 照护员协助老年人靠椅背坐稳:照护员走到轮椅后面,嘱老年人用左手握紧右手抱于胸前,照护员双手从老年人腋下穿过握紧其双前臂,协助其向轮椅深处坐稳,将其双手放在轮椅扶手上。 (8) 照护员在后背垫软枕。 (9) 照护员为老年人系好安全带。 (10) 照护员将老年人双脚放于脚踏板上,双腿盖上小毛毯。 (11) 照护员给老年人胸腹前放软枕,老年人双手放在软枕上。 (12) 照护员为老年人携带水杯、纸巾	李爷爷,我在您胸前放一个软枕,您把双手放在软枕上。 李爷爷,已为您准备好了水杯和纸巾,我们可以出去了
3. 转运 (1) 松开刹车,平稳前行。 (2) 出门转弯:照护员握住轮椅扶手,利用身体力量转弯。 (3) 上坡:上坡时,照护员叮嘱老年人身体后仰,利用身体力量推行上坡。 (4) 下坡:下坡时,照护员背向前进方向。 (5) 上台阶:下压把手,抬起小轮,上提把手,抬起大轮。 (6) 下台阶:上提把手,抬起大轮,下压把手,抬起小轮。 (7) 进电梯:照护员背向推行进电梯。 (8) 出电梯:照护员背向退行出电梯	李爷爷,我们出门需要转弯,您尽量用左手握紧右手。 李爷爷,在上下坡和上下台阶的时候,为了您的安全,您身体尽量往后仰,您不用担心,我会非常小心的。 李爷爷,我们要上坡了。开始下坡了,李爷爷,您没有感觉不适吧? 李爷爷,我们该上台阶了。 李爷爷,我们要下台阶了。 李爷爷,我们要进电梯了。 李爷爷,我们要出电梯了
4. 下轮椅 (1) 将轮椅推至床尾,使椅背与床尾平齐,老年人面向床头。 (2) 固定刹车使轮椅制动,翻起脚踏板。 (3) 拿起老年人身上的小毛毯和大软枕。 (4) 照护员协助老年人站起、转身、坐于床沿。 (5) 协助老年人脱去鞋子及衣裤,取舒适体位,盖好盖被,整理床单位。 (6) 放回轮椅	李爷爷,我们出来转一圈了,您累了吧?那我们回房间吧? 李爷爷,我协助您下轮椅,回到床上休息吧
5. 反馈 转运结束后,照护员向老年人询问坐轮椅的感受和老年人的需求,以便改进操作方法	李爷爷,这次坐轮椅您感觉怎么样?如果您有什么好的建议可以跟我说,我下次改进。您还有什么需要吗?没有的话,那您先休息一下,我先出去了,有事您按铃叫我

四、评价

1. 老年人舒适、安全,无意外损伤。
2. 照护员操作规范、熟练,遵循节力原则。
3. 照护员与老年人有效沟通。

五、操作目的及注意事项

(一)操作目的

1. 护送不能行走但能坐起的老年人入院、出院、检查、治疗或者外出活动。
2. 帮助老年人下床活动,促进血液循环和体力恢复。

(二)注意事项

1. 保证老年人舒适、安全。老年人每次坐轮椅时间不可过长,每隔 30 min 协助变换体位,避免臀部长期受压造成压疮;外出时,应根据老年人需求协助饮水等。
2. 根据室外温度适当地增加衣服、毛毯,注意保暖,防止老年人受凉。
3. 推轮椅上坡道时,照护员手握椅背把手均匀用力,两臂保持屈曲,身体前倾,平稳向上推行。下坡道时,采用倒退下坡的方法。照护员叮嘱老年人抓紧轮椅扶手,身体靠近椅背,照护员握住椅背把手,缓慢倒退行走。上台阶时,脚踩踏轮椅后侧的杠杆,抬起前轮,以两后轮为支点,使前轮翘起移上台阶,再以两前轮为支点,双手抬车把带起后轮,平稳地移上台阶。下台阶时,采用倒退下台阶的方法,嘱老年人抓紧扶手,提起车把,缓慢地将后轮移到台阶下,再以两后轮为支点,稍稍翘起前轮,轻拖轮椅使前轮移到台阶下。上电梯时,照护员在前,轮椅在后,即轮椅以倒退形式进入电梯,及时原地掉头并刹车制动,老年人和照护员均背对电梯门。下电梯时,确认电梯停稳,松开刹车,仍然以倒退形式退出电梯。
4. 注意安全风险因素及原因:

(1) 跌倒、碰伤、刮伤:使用轮椅前没有进行安全性能检测、距离不符合要求、未系安全带、老年人离开轮椅未站稳、地面有障碍物、未穿防滑鞋等。

(2) 压疮:由老年人坐轮椅时间较长或身体受压部位衬垫不当导致局部组织受压引起,因此每隔 30 min 应为老年人变换体位。

(3) 轮椅后翻、前翻:主要由轮椅规格与老年人体型不符,推轮椅速度过快,下坡时未反向推行等原因引起。

任务三 老年人平车转运

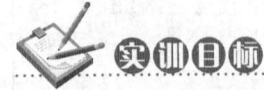 实训目标

◇ 技能目标

学会正确地使用平车转运老年人入院、检查、治疗等。

◇ 知识目标

掌握使用平车转运老年人的操作目的及注意事项。

◇ 素质目标

1. 具有高度的责任心,操作熟练、耐心细致,确保老年人活动安全。
2. 具备仁爱之心、慎独精神,尊重老年人,体现爱老、敬老、孝老理念。

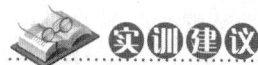

1. 采用"理实一体"的教学方法,情景案例导入,情景模拟,由教师示教操作程序,演示平车转运老年人的操作过程,展现真实场景。讲解注意事项,强化照护操作要点和注意事项,注意强调操作过程中的安全风险。

2. 学生分组分角色扮演,进行情景模拟,练习操作过程,训练沟通技巧,体现人文关怀,多人搬运时,协调一致,提升团队合作和沟通协调能力。

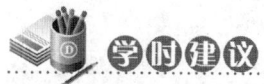

1学时。

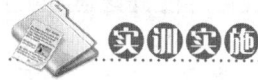

情景导入

李奶奶,80岁,右侧偏瘫、卧床。现需要平车运送体检。

工作任务:

假如你是李奶奶的照护员,请将李奶奶从床上转移到平车上,运送她去体检。

一、评估

(一)评估内容

评估老年人的体重、身体情况、肢体活动能力、合作程度。

(二)实施评估

轻敲房门,经老年人允许后进入房间。

照护员:李奶奶,您好,我是您的照护员王丽,请说一下您的房间号、床号、姓名好吗?

老年人:303房间1床,李素华。

照护员:李奶奶,您好!您需要去做个针灸,我和同事一会协助您从床上转移到平车上,用平车推您去好吗?

老年人:好的。

照护员:李奶奶,请您稍等,我去准备用物。

老年人:好的。

二、计划

(一) 环境准备

环境整洁、宽敞,无障碍物。

(二) 照护员准备

着装整洁,无长指甲,未佩戴首饰,已洗手,已了解老年人身体情况,掌握平车转运的操作方法及注意事项,根据老年人体重和身体情况选择单人、二人、三人、四人搬运法或者挪动法。

(三) 老年人准备

平卧在床,身体状况允许,可以配合。

(四) 用物准备

用物准备见表2-5。

表2-5 用物准备

序号	物品名称	数量	序号	物品名称	数量
1	平车	1辆	3	枕头	1个
2	毛毯或盖被	1条	4	中单(四人搬运时用)	1条
检查平车性能:平车担架完好,胎压充足,刹车制动正常,护栏完好。					

三、实施

实施过程见表2-6。

表2-6 实施过程

操作步骤	沟通内容及操作要点
1. 核对解释 携用物至老年人床旁,核对老年人信息,向老年人解释操作目的、过程及方法	李奶奶,平车已经推过来了,现在推您去针灸科做针灸。您不要担心,这个过程中我们会照护好您的。我先给您穿好衣服
2. 准备 (1) 检查平车性能。 (2) 安置好老年人身上的各种导管	确保平车各部件性能良好,高度调整合适,制动良好。安置老年人导管,避免脱落、折叠、扭曲、受压和液体逆流
3. 搬运老年人 (1) 挪动法: ① 推平车至老年人床旁,移开床旁桌、床旁椅,松开盖被。 ② 将平车推至床旁与床平行,大轮端靠近床头,拉好刹车使平车制动,照护员用身体抵住平车。 ③ 协助老年人将上身、臀部、下肢依次向平车移动。 ④ 协助老年人在平车上躺好,用毛毯包裹住老年人,先包足部,再两侧,系好安全带,拉好护栏。 (2) 一人搬运法: ① 推平车至老年人床旁,大轮端靠近床尾,使平车	李奶奶,我们马上要转移到平车上了,我来帮您铺开被子。 (1) 挪动法: 李奶奶,现在我帮您一起按照上身、臀部、下肢的顺序移动到平车上。 好了,李奶奶您现在在平车上了,我给您盖好被子,系好安全带。 (2) 一人搬运法: 李奶奶,现在我把您抱起来,您双手抱着我的脖子。 好了,李奶奶我现在把您放在平车上了,给您盖好被子

续表

操作步骤	沟通内容
头与床尾成钝角,拉好刹车使平车制动。 ② 松开盖被,协助老年人穿好衣服。 ③ 照护员一只手臂自老年人近侧腋下伸入至对侧肩部,另一只手臂伸入老年人腿下;老年人双臂过照护员肩部,双手交叉握于照护员颈后;照护员抱起老年人,稳步移动,将老年人放于平车中央,盖好盖被。 (3) 二人搬运法: ① 同一人搬运法步骤①②。 ② 照护员甲、乙二人站在老年人同侧床旁,协助老年人将上肢交叉于胸前。 ③ 照护员甲一手伸至老年人头、颈、肩下方,另一手伸至老年人腰部下方;照护员乙一手伸至老年人臀部下方,另一手伸至老年人膝部下方,两人同时抬起老年人至近侧床沿,再同时抬起老年人稳步向平车处移动,将老年人放于平车中央,盖好盖被。 (4) 三人搬运法: ① 同一人搬运法步骤①②。 ② 照护员甲、乙、丙三人站在老年人同侧床旁,协助老年人将上肢交叉于胸前。 ③ 照护员甲双手托住老年人头、颈、肩及背部;照护员乙双手托住老年人腰部及臀部;照护员丙双手托住老年人膝部及双足,三人同时抬起老年人至近侧床沿,再同时抬起老年人稳步移向平车,将老年人放于平车中央,盖好盖被。 (5) 四人搬运法: ① 同挪动法步骤①②。 ② 照护员甲、乙分别站于床头和床尾;照护员丙、丁分别站于病床和平车的一侧。 ③ 将帆布中单放于老年人腰部、臀部下方。 ④ 照护员甲抬起老年人的头、颈、肩;照护员乙抬起老年人的双脚;照护员丙、丁分别抓住帆布中单四角,四人同时抬起老年人向平车处移动,将老年人放于平车中央,盖好盖被。 ⑤ 整理床单位,松开刹车	(3) 二人搬运法: 李奶奶,现在您把双手交叉放在胸前,我们把您抱起来。 好了,李奶奶,我们现在把您放在平车上了,给您盖好被子。 (4) 三人搬运法: 李奶奶,现在您把双手交叉放于胸前。 我们把您抬起来了。好了,李奶奶,我们现在把您放在平车上了,给您盖好被子。 (5) 四人搬运法: 李奶奶,现在我们把中单先铺在您身下。 李奶奶,现在您把双手交叉放于胸前。 我们把您抬起来了,好了,李奶奶,我们现在把您放在平车上了,给您盖好被子
4. 行进 (1) 确保老年人躺卧舒适,将平车护栏拉起并固定,松开车轮制动。推车时照护员站在老年人头侧,多人时其他照护员可在车侧面和车尾,推车平稳进行。小轮在前,便于转弯。 (2) 有门或门帘时,应将门打开,避免碰撞引起震动,造成老年人不适或损坏车物,保证安全通过。上坡时大轮在前,下坡时大轮在后。随时观察老年人情况,出现异常时应及时停下来检查	李奶奶,咱们要开始出发了,您不用紧张。 李奶奶,咱们要拐弯了(或上下坡),您有什么不舒服吗

续表

操作步骤	沟通内容
5. 车-床转移 治疗完毕后,推老年人回房间,按照不同搬运方法将老年人从平车平稳地移到床中央,盖好被子,整理床单位	李奶奶,咱们回屋了,把您双手交叉放胸前。我们再把您放回床上。 好了,李奶奶,我帮您盖好被子。您还有什么需要吗?呼叫器放在您的枕边,有需要请按铃,我也会经常巡视房间的。请您好好休息
6. 处理用物 推平车至放置处	

四、评价

1. 老年人舒适、安全,无意外损伤。
2. 照护员操作规范、熟练、协调,遵循节力原则。
3. 照护员与老年人沟通恰当,指导正确,敬老、爱老观念强。

五、操作目的及注意事项

(一)操作目的

运送不能起床的老年人入院、检查、治疗和手术等。

(二)注意事项

1. 搬运时注意动作轻稳、准确,确保老年人安全、舒适。
2. 搬运过程中,注意观察老年人的病情变化,避免引起并发症。
3. 保证老年人的持续性治疗不受影响,保持各种导管引流通畅。
4. 搬运昏迷老年人,应将老年人头部偏向一侧;搬运颈椎损伤的老年人时,头部应保持中立位,老年人身体纵轴应成一直线。
5. 注意安全风险因素及原因:
   (1)坠床:协助老年人上、下平车时或运送途中未注意保护。
   (2)压疮:老年人身体受压部位衬垫不当导致局部组织受压而引起。
   (3)二次损伤:颈椎、腰椎骨折的老年人未固定好头部,未使身体纵轴成一直线,骨折老年人未垫硬木板等造成。

任务四 手卫生(七步洗手法、卫生手消毒)

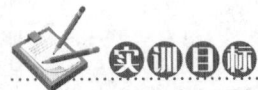

◇ 技能目标

学会正确的手卫生方法,除去手上的污垢及致病菌,防止感染与交叉感染。

◇ 知识目标

掌握手卫生的操作目的及操作规范。

◇ 素质目标

具有高度的责任心和慎独修养,具有认真、规范、一丝不苟的工作态度。

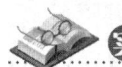 实训建议

1. 采用"理实一体"的教学方法,情景模拟,由教师示教操作程序,演示手卫生操作过程,并带领学生按步骤进行操作,讲解注意事项,并注意评价操作效果,之后强调危险因素。

2. 学生独立练习,练习操作技术,训练揉搓手法。

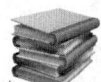 实训学时

1学时。

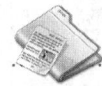 实训实施

情景导入

赵奶奶,75岁,今日主诉腹痛、腹泻,经医生检查后诊断为细菌性痢疾,照护员照护赵奶奶大便后并为其更换了床单。

工作任务:

假如你是赵奶奶的照护员,请在照护赵奶奶前正确洗手,在照护赵奶奶后正确洗手并进行卫生手消毒。

一、评估

评估手污染的程度。

二、计划

(一) 环境准备

环境应整洁、明亮、干燥、安全。

(二) 照护员准备

着装整洁,无长指甲,未佩戴首饰,已洗手并佩戴口罩,卷袖过肘。

(三) 用物准备

用物准备见表2-7。

表 2-7 用物准备

序号	物品名称	数量	序号	物品名称	数量
1	速干手消毒剂	1瓶	6	暖风吹手设备	1套
2	清洁剂	1瓶	7	流动自来水设备	1套
3	毛巾	1条	8	洗手流程图	1份
4	一次性纸巾	适量	9	计时器(必要时)	1个
5	挂衣架(必要时)	1个			

三、实施

实施过程见表 2-8。

表 2-8 实施过程

操作步骤	要点说明
1. 准备 打开水龙头,调节合适的水流和水温	水龙头最好是非手触摸式的,并装置肘部开关、脚踏式开关或感应出水开关;水流以不会溅出淋湿工作服为宜;水温适宜
2. 洗手 (1) 在流动水下,充分淋湿双手。 (2) 关闭水龙头,取适量清洁剂(肥皂或皂液)均匀涂抹整个手掌、手背、手指、指缝、手腕等处。 (3) 洗手。揉搓双手。 ① 掌心相对,手指并拢,相互揉搓。 ② 掌心对手背,手指分开,双手交叉沿指缝相互揉搓,交换进行。 ③ 掌心相对,手指分开,双手交叉沿指缝相互揉搓。 ④ 弯曲一手手指关节,并置于另一手掌心旋转揉搓,交换进行。 ⑤ 一手握住另一手大拇指旋转揉搓,交换进行。 ⑥ 一手五个手指尖并拢,并置于另一掌心旋转揉搓,交换进行	(1) 均匀涂抹清洁剂。 (2) 清洗双手。需认真清洗所有部位,包括指背、指尖、指缝。 (3) 认真揉搓双手至少 15 s。 (4) 必要时增加手腕的清洗,一手握住另一手手腕,回旋揉搓手腕及腕上 10 cm
3. 冲净 打开水龙头,用流动水彻底冲净双手	(1) 流动水可避免污水污染双手。 (2) 冲水时手指尖朝下
4. 干手 关闭水龙头,用消毒小毛巾或一次性纸巾擦干双手,有干手机可用干手机烘干双手,必要时可用护手霜护肤	消毒小毛巾和一次性纸巾需专用容器盛放,消毒小毛巾要一用一消毒
5. 卫生手消毒 (1) 取适量速干手消毒剂于掌心,均匀涂抹整个手掌、手背、手指、指缝,必要时增加手腕及腕上 10 cm。 (2) 按洗手的步骤揉搓。 (3) 自然干燥	(1) 均匀涂抹速干手消毒剂。 (2) 消毒剂作用速度快,一般不损伤皮肤,不引起过敏反应。 (3) 认真揉搓双手至少 15 s

四、评价

1. 手卫生方法是否正确,是否清洗干净双手的每一个部位。
2. 水流是否溅湿工作服。

3. 干手过程是否造成二次污染。

4. 卫生手消毒后,监测的细菌菌落数≤10 CFU/cm²。

五、操作目的及注意事项

(一)操作目的

1. 有效的洗手能清除手上的污垢及致病菌,清除手上99%以上的各种暂驻菌,切断通过手传播感染疾病的途径,避免感染和交叉感染。

2. 通过手消毒,能清除致病性微生物,避免污染无菌物品或清洁物品,预防感染和交叉感染。

(二)注意事项

1. 调节合适的水流和水温,勿溅湿工作服,以免污染周围环境。

2. 洗手过程中要反复揉搓,确保清洗到每个部位,尤其是手背、指缝、指尖、指关节等易污染部位,在冲洗双手时保持指尖向下。

3. 卫生手消毒前应先按洗手流程洗净双手,遵循洗手的注意事项,并保持手部干燥。

4. 当手有血液、体液或其他肉眼可见的污染时,应先用清洁剂和流动水洗手;当手没有肉眼可见的污染时,可用速干手消毒剂消毒双手,揉搓方法与洗手方法相同。

5. 干手过程应避免造成二次污染。

6. 注意安全风险因素及原因:

(1) 烫伤:洗手水温调节过高,以致被烫伤。

(2) 冻伤:洗手水温调节过低,以致被冻伤。

(3) 疼痛:当手上有皮肤破溃或伤口时,接触到清洁剂和速干手消毒剂会产生疼痛感。

(4) 皮肤干燥、破损:洗手次数过于频繁,易致皮肤干燥;手部皮肤在消毒液的长期浸泡、腐蚀下,表皮屏障可被破坏,皮肤变得粗糙、干燥,出现脱皮、破损、皲裂等,甚至诱发手部湿疹、皮炎,手部感到瘙痒、疼痛。

(5) 过敏:对消毒剂内成分过敏者,禁用含有此成分的消毒剂,如对乙醇过敏者,禁用含乙醇的消毒剂。

任务五 无菌技术基本操作

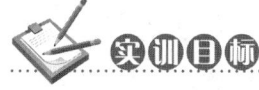

◇ 技能目标

能遵守无菌技术操作规范,学会无菌技术基本操作。

◇ 知识目标

掌握无菌技术操作规范。

◇ 素质目标

具有高度的责任心和慎独修养,具有认真、规范、一丝不苟的工作态度。

实训建议

1. 采用"理实一体"的教学方法,情景模拟,由教师示教操作程序,演示无菌技术操作过程,并带领学生按步骤进行操作,讲解注意事项,并注意评价操作效果,之后强调危险因素。
2. 学生分组,练习操作过程,教师巡回指导,实训结束前教师进行检查并总结,对违反无菌操作原则之处进行纠正。

实训学时

2学时。

实训实施

一、评估

1. 评估操作台是否清洁、干燥。
2. 评估操作用物准备是否齐全。
3. 评估无菌物品的有效期,无菌包的灭菌化学指示带是否变色、是否在有效期内及有无潮湿、霉变等。

二、计划

（一）环境准备

1. 操作室应清洁、宽敞、明亮,操作前半小时停止打扫卫生,减少人员走动。
2. 操作台应清洁、平坦、干燥,避免尘埃飞扬。

（二）照护员准备

着装整洁,无长指甲,未佩戴首饰,已洗手并佩戴口罩。

（三）用物准备

用物准备见表2-9。

表2-9 用物准备

序号	物品名称	数量	序号	物品名称	数量
1	清洁治疗盘	1个	7	无菌持物钳包	1套
2	无菌巾包	1个	8	无菌罐(无菌干棉球)	1套
3	无菌洞巾包	1个	9	无菌小血管钳及容器	1套
4	无菌手套	1副	10	弯盘	1个
5	无菌贮槽(内有治疗碗、弯盘)	1套	11	无菌罐(无菌纱布)	1套
6	无菌方盒(内有血管钳、小镊子、小药杯)	1套	12	无菌溶液	1瓶
			13	棉签	1包

续表

序号	物品名称	数量	序号	物品名称	数量
14	消毒液	1瓶	19	护士表	1块
15	开瓶器	1个	20	笔	1个
16	免洗洗手液	1瓶	21	记录单	1个
17	治疗车	1个	22	医疗垃圾桶	1个
18	安尔碘消毒液	1瓶	23	生活垃圾桶	1个
要求：备齐用物，摆放合理。					

三、实 施

实施过程见表2-10。

表2-10 实施过程

操作步骤	要点说明
1. 准备 照护员准备好，将环境准备好，将用物合理地放置于操作台面上，检查物品名称、有效期、灭菌标识等	
2. 无菌持物钳的使用 (1) 打开盛放无菌持物钳的容器盖，取无菌持物钳时，拇指、无名指提握无菌持物钳双环，食指、中指固定钳柄根部，闭合钳端，将无菌持物钳移到容器的中央垂直取出。 (2) 使用时钳端始终向下，在操作者肩部以下、腰部以上，视线范围内，不可倒转向上。 (3) 无菌持物钳使用后，应闭合钳端，垂直放入容器内，湿式保存时将无菌持物钳轴节打开，干式保存时将持物钳端闭合备用，关闭容器盖	(1) 钳端不能触及容器口边缘及盖内面，以免被污染；手不可触及容器盖内面；容器盖闭合时不可从盖孔中取放无菌持物钳。 (2) 保持无菌持物钳的无菌状态。 (3) 无菌持物钳用后立即放回容器中，避免触及容器口边缘及周围
3. 无菌容器的使用 (1) 检查无菌容器的标记、灭菌日期、化学指示胶带、侧孔关闭情况等。 (2) 打开无菌容器盖，内面朝上放置或拿在手上，手不可触及容器内面及边缘，用无菌持物钳从无菌容器内夹取无菌物品，取用物品后立即盖严容器。 (3) 手持无菌容器时，应托住底部。 (4) 注明开启的日期、时间	(1) 第一次使用时，应记录开启时间。 (2) 手不可触及无菌容器内面，避免盖内面与非无菌区域接触而被污染；垂直夹取物品，无菌持物钳不可触及容器边缘；避免容器内无菌物品在空气中暴露时间过久。 (3) 手指不可触及容器边缘及内面。 (4) 超过24 h不能使用
4. 无菌包使用 (1) 查对无菌包名称、有效灭菌日期、化学指示带变色情况及包布是否潮湿或破损。 (2) 将无菌包放于清洁、平坦、干燥处，解开系带并卷放于包布下，内层使用无菌持物钳打开。 (3) 用无菌持物钳夹取治疗巾，将治疗巾放于治疗盘内。 (4) 包内有剩余物品，则按原折痕包起来，"一"字形包扎，注明开包日期、时间。	(1) 保证物品灭菌后在有效期内使用，如消毒不完全、包布潮湿破损或已过期，须重新灭菌。 (2) 手、系带不能触及包布内面及无菌物品，不可跨越无菌区。 (3) 开包后超过24 h不能使用

续表

操作步骤	要点说明
（5）一次性取出包内所有物品：查看、核对无误后，可将包托在手上，另一手撕开粘贴的胶带或解开系带握在手中，依次揭开包布四角外面并捏住打开，稳妥地将包内物品放入无菌区域内，包布折叠放好	
5. 铺无菌盘 （1）打开无菌包，用无菌持物钳取出一块无菌治疗巾，放于治疗盘内。 （2）双手捏住无菌巾一边外面两角，轻轻抖开，双折铺于治疗盘上，上层扇形折叠，开口边向外。 （3）放入无菌物品后，展开扇形折叠层，盖住物品，上下层边缘对齐。开口处向上反折2次，两侧边缘向下反折1次后备用。 （4）注明铺盘日期及时间	（1）治疗盘清洁干燥，治疗巾内面不被污染。 （2）治疗巾内面为无菌面，不能触及衣袖及其他有菌物品，手不可触及治疗巾内面。 （3）调整无菌物品位置，尽可能居中，保持无菌物品的无菌状态。 （4）铺好的无菌盘4 h内有效
6. 取无菌溶液法 （1）擦净装有无菌溶液的瓶子瓶口及瓶体，核对瓶签及有效期等，检查瓶盖、瓶身及溶液质量。 （2）启开铝盖，用拇指、食指或用双手拇指于标签侧翻起瓶塞，用蘸消毒液的棉签消毒瓶口，拉开瓶塞，手握标签，倒出少量溶液冲洗瓶口，再从原处倒出适量溶液至无菌治疗碗内。 （3）及时盖好瓶塞，注明开瓶日期和时间	（1）确定溶液正确，无变色、浑浊、沉淀，确认质量可靠方可使用。 （2）手不可触及瓶塞内面及瓶口，防止污染。 （3）避免沾湿或污染瓶签，倒溶液时，注意高度适宜，避免溶液溅出。 （4）已开启的溶液瓶内溶液只能保存24 h
7. 戴无菌手套 （1）取下手表。 （2）选择尺码合适的手套，核对灭菌日期，检查外包装是否完好。 （3）打开手套包。 （4）取、戴手套。 ① 分次取、戴手套法：一手掀起手套袋开口处，另一手捏住一只手套的翻折部分（手套内面），取出手套，对准五指戴上。再用戴好无菌手套的手插入另一手套翻折内面（手套外面），同法将手套戴好，翻手套边，扣套在衣袖外面。戴好后可进行无菌操作。 ② 一次性取、戴手套法：两手同时掀起手套袋和开口处外层，由一手拇指和食指捏住两只手套翻折部分（手套内面），取出手套，将两手套五指对准，先将其中一只戴上。已戴无菌手套的手指插入另一手套的翻折部分（手套外面），同法戴好。 （5）脱手套时，一手捏住另一手套腕部外面，翻转脱下，再以脱下手套的手插入另一手套内，将其往下翻转脱下	（1）分次取、戴手套法： ① 选择适合操作者手掌大小的手套。 ② 注意未戴手套的手不可触及手套的外面，已戴手套的手不可触及未戴手套的手或另一手套的内面。 ③ 不可强拉手套以免损坏。 （2）一次性取、戴手套法：要点同分次取、戴手套法。 （3）戴好手套的手保持在腰部水平以上，处于视线范围内。 （4）脱手套时，手不可接触手套脏污部分，将手套丢弃于黄色医疗垃圾袋内
8. 操作顺序 无菌持物钳的使用——打开无菌包——取无菌治疗巾——铺无菌盘——取无菌治疗碗——倒无菌溶液——盖无菌盘——戴无菌手套——脱无菌手套	
9. 整理记录 按要求整理用物并处理，洗手，记录	

四、评价

1. 操作应准确、熟练、连贯、规范。
2. 遵守无菌操作原则，无污染。
3. 注意安全风险因素，无意外伤害。

五、操作目的及注意事项

（一）操作目的

在医疗、护理操作中执行无菌技术操作，防止一切微生物侵入人体，防止无菌物品、无菌区域被污染，防止发生感染和交叉感染，保证老年人和自身安全。

（二）注意事项

1. 严格遵循无菌操作原则。
2. 按照各项无菌技术基本操作法的操作要点进行操作。
3. 注意安全风险因素及原因：

感染：未按照无菌操作原则进行操作，无菌容器及无菌物品被污染，发生感染与交叉感染。

任务六　穿脱隔离衣

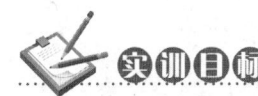

◇ 技能目标

能遵守隔离技术操作原则，完成穿脱隔离衣的基本操作。

◇ 知识目标

掌握隔离技术操作原则。

◇ 素质目标

具有高度的责任心和慎独修养，具有认真、规范、一丝不苟的工作态度和较强的隔离意识。

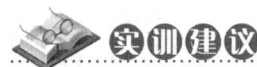

1. 采用"理实一体"的教学方法，情景模拟，由教师示教操作程序，演示穿脱隔离衣操作过程，并带领学生按步骤进行操作，讲解注意事项，并注意评价操作效果，之后强调危险因素。
2. 学生分组，练习操作过程，教师巡回指导。实训结束前教师进行检查并总结，对违反隔离技术操作原则之处进行纠正。

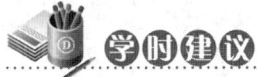

2 学时。

情景导入

赵奶奶,75岁,今日主诉腹痛、腹泻,经医生检查后诊断为细菌性痢疾,照护员照护赵奶奶大便后并为其更换了床单。

工作任务:

假如你是赵奶奶的照护员,请在照护赵奶奶前后正确穿脱隔离衣。

一、评估

1. 辨识老年人,评估老年人的病情及需要采取的照护措施。
2. 评估所照护的老年患者的隔离种类。

二、计划

(一) 环境准备

环境清洁、宽敞、明亮,并定期消毒。

(二) 照护员准备

着装整洁,无长指甲,未佩戴首饰,已洗手并佩戴口罩,卷袖过肘。

(三) 用物准备

用物准备见表2-11。

表2-11 用物准备

序号	物品名称	数量	序号	物品名称	数量
1	隔离衣	1件	4	挂衣架	1个
2	消毒手刷	4个	5	大铁夹	1个
3	免洗洗手液	1瓶			

要求:检查隔离衣完好、干燥、大小合适。

三、实施

实施过程见表2-12。

表2-12 实施过程

操作步骤	要点说明
▲穿隔离衣	
1. 准备 备齐操作用物,工作衣、帽穿戴整齐,取下手表,卷袖过肘	

续表

操作步骤	要点说明
2. 取衣 检查隔离衣后,手持衣领取下隔离衣,将衣领两端向外折齐,肩缝对齐	检查隔离衣,长短合适,能全部遮盖工作服、干燥、完好、无破损。 如隔离衣已被穿过,衣领及内面为清洁面,取用时注意清洁面对着自己
3. 穿袖 一手持衣领,另一手伸入袖内,持衣领的手将衣领向上拉,使伸入袖内的手伸出;换手持衣领,同法穿好另一只衣袖,双手举起将手完全抖出衣袖	污染衣袖不能触及衣领、颜面、耳朵及帽子等
4. 系领 两手抓住衣领,由领子中央顺着边缘至领后将领扣扣上或领带系好	系衣领时袖口不可触及衣领、帽子、面部及耳朵等
5. 扎袖口 捋平袖口,扣好扣带或系上袖带	对于有松紧带的隔离衣,无须系袖口。 扎袖口时手已经被污染
6. 系腰带 将隔离衣一边(约在腰下 5 cm 处)向前拉,将衣服边缘捏住,同法捏住另一侧边缘,双手在背后将边缘对齐,向一侧折叠并用手按住,另一手将腰带拉到后背折叠处,并在背后交叉,回到前面打一活结系好	针对已穿过的隔离衣,手不能触及隔离衣内面。 隔离衣后侧边缘应对齐,折叠处不能松散
▲脱隔离衣	
1. 解腰带 解开腰带,在前面打一活结	如隔离衣后侧下缘有衣扣,应先解开
2. 解袖口 解开袖口或袖带及肩部扣子,将隔离衣衣袖向上拉,在肘部将部分衣袖内侧塞入工作服衣袖内,暴露双手	勿将衣袖外侧塞入袖内
3. 消毒手 刷手或者消毒双手后擦干	
4. 解衣领 解开领扣(或领带)	
5. 脱衣袖 (1)一次性使用隔离衣:脱下时,双手持衣带将隔离衣从前胸脱下,双手捏住对侧衣领内侧清洁面拉下并脱下袖子。 (2)反复使用隔离衣:一手伸入另一侧衣袖内,拉下衣袖过手,再用衣袖遮住的手握住另一衣袖的外面再将衣袖拉下,两手转换渐从袖管中退出,然后两手并齐两袖,一起脱至衣肩	手不能触及隔离衣外面。 衣袖外面不可触及消毒后的手及手臂
6. 处理 (1)一次性使用隔离衣:脱下后,将其污染面向内,衣领至衣边卷起至中间部分,投入医疗垃圾袋中。 (2)反复使用隔离衣:两手持领,将隔离衣两边对齐,挂在衣钩上。如脱下的隔离衣需要更换,将清洁面向外卷起再投入污物袋内,清洗消毒后备用	隔离衣需要再次使用时,衣领被视为清洁区域,挂在半污染区,清洁面朝外;挂在污染区,则污染面朝外

四、评价

1. 穿、脱隔离衣方法是否正确,是否污染。
2. 手消毒方法是否正确,消毒后手是否被再次污染。
3. 隔离衣长短是否合适,是否遮盖全部工作服,是否保障隔离有效性。

五、操作目的及注意事项

(一)操作目的

保护老年患者和照护员,防止病原微生物散播,避免交叉感染。

(二)注意事项

1. 隔离衣长短要合适,应遮盖全部工作服,隔离衣有破损等情况时不可使用。
2. 穿隔离衣前,应备齐所需用物,保障各项操作集中进行,避免反复穿脱隔离衣。
3. 穿隔离衣时应注意保持衣领清洁,避免污染衣领、帽子、面部及其清洁面。
4. 穿好隔离衣后,双臂应保持在肩部以下、腰部以上的视线范围内,不得进入清洁区域,接触清洁物品等。
5. 注意安全风险因素及原因:
   (1)感染:未按照隔离操作原则进行操作,出现隔离衣清洁面污染等情况,造成感染与交叉感染。
   (2)烫伤或冻伤:刷手或手消毒过程中水温调节过高或过低,导致烫伤或冻伤。
   (3)疼痛:当手上有皮肤破溃或伤口时,刷手或手消毒时接触消毒剂会产生疼痛感。

任务七 老年人口服给药照护

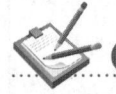

实训目标

◇ 技能目标

学会对老年人进行口服药给药操作,遵循"三查八对",保证操作过程准确无误。

◇ 知识目标

1. 掌握药物治疗原则。
2. 掌握老年人口服给药的操作目的及注意事项。

◇ 素质目标

具有尊老、爱老、助老的服务理念,有慎独修养,有良好的沟通能力。

实训建议

1. 采用"理实一体"的教学方法,情景案例导入,情景模拟,由教师示教口服药给药操作程序,演示操作过程,展现真实场景,强调危险因素,讲解注意事项。

2. 学生分组进行情景模拟,练习操作过程,训练沟通技巧,体现人文关怀,提升职业素养和职业能力。

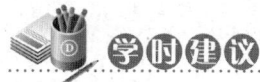

2学时。

情景导入

丁爷爷,80岁,患高血压15年,平日记性不好,总不记得按时服用降压药,去医院测血压为170/100 mmHg,医嘱予以硝苯地平缓释片10毫克,口服,每天2次,并嘱其坚持规律用药。

工作任务:

假如你是丁爷爷的照护员,请照护丁爷爷服用口服药。

一、评估

(一) 评估内容

辨识老年人,与老年人沟通交流。了解老年人的性别、年龄,评估老年人的体重、病情、意识状态、配合程度、用药史、过敏史、治疗史、肝肾功能状态等;评估老年人有无口腔疾患、食管疾患,有无呕吐、吞咽障碍等。

(二) 实施评估

轻敲房门,经老年人允许后进入房间。

照护员:丁爷爷,您好,我是您的照护员李娜,请告诉我您的房间号、床号和姓名好吗?

老年人:302房间8床,丁大强。

照护员:丁爷爷,您好!今天休息得好吗?

老年人:挺好的。

照护员:感觉您精神挺不错的,这段时间您一直有规律地服药,血压一直很稳定。现在又到了服药的时间了,口服降压药经过肠道吸收入血,然后经血液循环到达全身,从而达到降压和控制血压的目的。我现在给您检查一下您的吞咽功能,您试着咽一下唾液,好吗?

老年人:好的。

照护员:您的吞咽功能良好。丁爷爷,需要协助您去卫生间吗?

老年人:不需要。

照护员:丁爷爷,请您稍等,我去准备一下药物。

老年人:好的。

二、计划

(一) 环境准备

环境应整洁、安静、舒适、安全。

(二) 照护员准备

着装整洁,无长指甲,未佩戴首饰,已洗手并佩戴口罩。

(三) 老年人准备

能配合口服用药,了解所服用药物的作用、副作用。

(四) 用物准备

用物准备见表2-13。

表2-13 用物准备

序号	物品名称	数量	序号	物品名称	数量
1	发药车	1辆	6	温开水	1壶
2	药杯	1个	7	用药单	1份
3	药物	1份	8	免洗洗手液	1瓶
4	水杯	1个	9	笔	1支
5	吸管	1根	10	记录单	1份
要求:遵医嘱备药物。					

三、实施

实施过程见表2-14。

表2-14 实施过程

操作步骤	沟通内容及要点说明
1. 备药 核对医嘱,核对姓名、药名、剂量、给药时间、途径,检查药物质量,备齐用物携至老年人床旁	核对医嘱,检查药品质量
2. 发药 (1) 在规定时间内送药至老年人床前。 (2) 核对老年人信息,与老年人沟通,向老年人解释药物名称、服药时间、服药方法、作用及副作用等情况。 (3) 协助老年人采取合适体位。 ① 坐位:坐直,上半身稍向前倾,头略低,下颌微向前。 ② 半坐体位:抬高床头30°～50°,头面向照护员或坐起,背后垫软枕。 (4) 协助老年人服药:检查温开水温度合适后,用清洁药杯和水杯,协助老年人服药。 ① 指导自理老年人准确服药:做好讲解示范,告知服药注意事项,确认吞服成功。可借助分药盒、定闹钟等方式指导老年人按时准确服药。	丁爷爷,您好,请您再告诉我一下您的床号和姓名好吗?现在到了服药的时间了,您需要口服的药物是硝苯地平缓释片。 丁爷爷,您是坐起来还是我帮您摇高床头? 我现在给您摇高床头,如果您有什么不舒服请及时告诉我好吗?丁爷爷,我帮您垫个软枕。

续表

操作步骤	沟通内容
② 协助半自理老年人服药：协助老年人先喝一口温开水，将药物放入口中，再喝水约 100 mL，将药物咽下，确认吞服成功。 ③ 帮助失能失智老年人服药：根据老年人病情，可用吸管或汤匙给水，将药置于老年人口中，再给水，指导协助老年人吞药，针对失智老年人，应根据情况教会并指导其用药，确认吞服成功。 (5) 协助老年人擦净口周，保持服药体位 5～10 min 后，取舒适的体位。 (6) 服药后再次查对所服药物是否正确。 (7) 用药后观察药物疗效和副作用，发现异常情况时应立即报告医生	现在您先喝口水，我将药放在您的手里，您慢慢将药物放到您的口中，喝口水，咽下了吧，您多喝一点温水。 丁爷爷，由于您刚吃完药，需要保持这个体位 5～10 min，防止出现药物及水的回流，10 min 后我再给您更换平体位。 丁爷爷，您在服用降压药的过程中也要保持良好的心情，适当地做一些运动，要吃低盐的食物，这样可以更好地控制您的血压
3. 整理 整理物品，将物品放回原处，洗净药杯，洗手	丁爷爷，呼叫器给您放在床头了，您有事再按铃叫我好吗？
4. 记录 (1) 记录老年人姓名、药名、剂量、给药时间、途径、副作用，发药者签名。 (2) 老年人未服药时，应及时报告并做好记录。记录应及时、准确、完整、清晰	

四、评价

1. 与老年人沟通顺畅，老年人主动配合，并了解口服给药的相关知识。
2. 老年人服药后无不良反应发生，并达到预期疗效。
3. 照护员做到安全、正确给药，无差错。

五、操作目的及注意事项

（一）操作目的

协助老年人用药，用于诊断、预防和治疗疾病。

（二）注意事项

1. 严格遵医嘱给药，严格执行查对制度和无菌操作原则。
2. 需吞服的药物通常用温开水送服，禁用茶水、咖啡等送以服药。
3. 增加或停用某种药物时，应及时告知老年人。
4. 注意药物之间的配伍禁忌。
5. 注意安全风险因素及原因：
(1) 药物质量问题：未检查药物质量或老年人误服存在质量问题的药物，造成严重后果。
(2) 给药差错：未核对药物，造成给错药物、剂量、浓度、方法、时间等，产生相应严重后果。
(3) 烫伤：服药的水未检查水温，饮用水温过高的水，造成烫伤。

(4)呛咳：未采用合适服药体位或未保持原服药体位 5～10 min，造成药物及温开水反流，导致呛咳窒息。

(5)窒息：因药物未正常下咽，嵌塞在咽喉部造成窒息或粘贴在食管部造成食道炎。

(6)感染：照护员未洗手，或给老年人使用了未清洁消毒的药杯、水杯等用具，造成老年人消化道感染。

(7)坠床：口服给药过程中未及时抬起床挡，造成老年人坠床。

任务八　老年人吸入给药照护

实训目标

◇ 技能目标

学会对老年人进行雾化吸入给药操作，严格遵守医嘱给药和查对制度，保证操作安全、准确。

◇ 知识目标

1. 掌握雾化吸入的操作目的及注意事项。
2. 熟悉雾化吸入的常用药物及作用。

◇ 素质目标

具有高度的责任心，严谨规范、耐心细致，确保老年人用药安全。

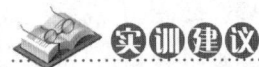实训建议

1. 采用"理实一体"的教学方法，情景案例导入，由教师示教操作程序，演示操作过程，展现真实场景。讲解注意事项，强化照护操作要点和注意事项，注意强调操作过程中的安全风险。

2. 学生分组进行情景模拟，练习操作过程，训练沟通技巧，体现人文关怀，提升职业素养和职业能力。

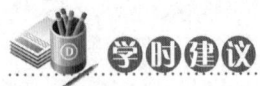学时建议

2学时

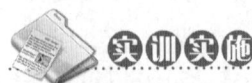实训实施

情景导入

李奶奶，76岁，吸烟40余年，间断咳嗽、咳痰5年，3天前受凉后出现咳嗽、咳痰，痰量较多，黏稠不易咳出，精神食欲差，烦躁不安。医嘱予以超声波雾化吸入治疗，一天2次。

> 工作任务：
> 假如你是李奶奶的照护员，请为李奶奶实施超声波雾化吸入。

一、评估

（一）评估内容

辨识老年人，与老年人沟通交流。

了解老年人的性别、年龄，评估老年人的病情、用药史、过敏史、治疗史、排痰情况及有无药物依赖史；评估老年人的意识状态、心理状态、合作程度、对疾病的态度及对所用药物的认知程度；评估老年人面部、口腔及鼻腔有无异常。

（二）实施评估

轻敲房门，经老年人允许后进入房间。

照护员：李奶奶，您好，我是您的照护员李娜，请说一下您的房间号、床号和姓名好吗？

老年人：303房间2床，李燕。

照护员：李奶奶，您好！您今天感觉怎么样？还咳嗽吗？

老年人：还是咳嗽、咳痰，而且痰液比较黏稠，很难咳出。

照护员：李奶奶，根据医嘱需要给您做一次雾化吸入治疗，帮助您稀释痰液，有利于排出痰液。

照护员：我先来检查一下您的口腔情况，请您张开嘴巴。

照护员：您的口腔黏膜是完整的。

照护员：您过去对什么药物过敏吗？

老年人：没有。

照护员：您使用过雾化吸入器吗？

老年人：没有。

照护员：我会教给您用口含嘴雾化吸入的技巧，请您不用紧张。按照我说的来练习就可以：雾化时张口深吸气，然后用鼻呼气。对，您做得很好。

（照护员检查老人口腔无破损；老人意识清楚，可与照护员配合，可以进行雾化吸入）

照护员：我去准备一下用物，请您稍等，过会儿就给您做治疗。

二、计划

（一）环境准备

环境应干净整洁、安静舒适。

（二）照护员准备

着装整洁，无长指甲，未佩戴首饰，已洗手并佩戴口罩。

（三）老年人准备

了解超声波雾化吸入法的目的，清楚配合要点，采取舒适体位。

(四) 用物准备

用物摆放合理,避免污染,用物准备见表2-15。

表 2-15 用物准备

序号	物品名称	数量	序号	物品名称	数量
1	用药单	1份	6	弯盘	1个
2	超声波雾化吸入器	1套	7	免洗洗手液	1瓶
3	冷蒸馏水	500 mL	8	治疗巾	1块
4	等渗盐水 10 mL	3支	9	治疗车	1辆
5	雾化药物(遵医嘱)	若干	10	笔、记录单	1套

要求:在室内检查雾化器各部件是否完好,无松动、无脱落等时,向水槽内加入冷蒸馏水浸没雾化罐底部的透声膜,使浮标浮起。核对药物、检查药物质量,将药物用等渗盐水稀释,加入雾化罐内,连接雾化器各个部分及雾化管道。

三、实施

实施过程见表2-16。

表 2-16 实施过程

操作步骤	沟通内容
1. 核对告知 携用物至床旁,辨识老年人,与老年人沟通,取得配合	李奶奶,您好!请再说一下您的床号和姓名好吗?李奶奶,用物准备好了,您准备好了吗?我们开始治疗吧
2. 安置体位 协助老年人取舒适、安全体位,铺治疗巾于颌下	李奶奶,您这样躺着舒服吗?我给您铺一下治疗巾
3. 雾化吸入 将雾化机接通电源,打开电源开关,设定雾化时间为15~20 min,调节雾量开关。将面罩罩住老年人口鼻或放置好口含嘴,让老年人紧闭口唇,指导老年人用口深吸气、用鼻呼气	李奶奶,雾量已经调节好了,请您将口含嘴雾化器放到嘴里,闭上口唇吸入药物。吸入时像您刚才练习的一样用嘴吸气,用鼻呼气,深吸气、慢呼气。雾化时间为20 min,如果有什么不适,就及时告诉我好吗
4. 结束雾化 雾化结束后,请先关雾量开关,再关电源开关,以免损坏电子管。取下面罩或口含嘴	李奶奶,现在雾化结束了,取出口含嘴就可以了。您感觉好点了吗
5. 整理 协助老年人漱口,擦净面部,协助老年人取舒适体位,整理床单位。询问老年人有无不适,告知老年人注意事项,放置呼叫器于老年人易取处	李奶奶,我帮您擦一下面部,您要多喝水,这样痰液会稀释,容易咳出。您还有什么需要吗?呼叫器放在您的枕边,您有需要请按铃,我也会经常巡视房间的,请您好好休息吧
6. 处理用物 回治疗室后处理用物:倒掉水槽的水并擦干,口含嘴或面罩、螺纹管、雾化罐浸泡消毒1 h,再洗净擦干,放回原处备用	
7. 洗手、记录 (1) 洗手。七步洗手法洗净手。 (2) 记录。记录老年人姓名、药名、剂量和雾化时间。观察老年人雾化后疗效及反应,并做好记录	

四、评价

1. 老年人了解超声波雾化吸入给药的相关知识,雾化吸入后达到预期疗效。
2. 照护员做到安全正确给药,无差错,操作规范,无不良反应。
3. 老年人主动配合,与老年人沟通顺畅,对照护表示理解和满意。

五、操作目的及注意事项

(一)操作目的

1. 预防和治疗呼吸道感染疾病,消除炎症,减轻呼吸道黏膜水肿。
2. 湿化呼吸道,稀化痰液,祛痰,也可作为气管切开术后的常规治疗手段。
3. 控制支气管痉挛,改善通气功能,保持呼吸道通畅。
4. 间歇吸入抗癌药物治疗肺癌。

(二)注意事项

1. 严格执行查对制度及消毒隔离制度。
2. 操作和清洗时,注意保护水槽底部晶体换能器和雾化罐底部的透声膜,动作要轻稳,以免损坏。
3. 水槽和雾化罐内切忌加温水或热水,连续使用时应间歇 30 min,使用中注意水槽内水温,当水温超过 50℃时应换冷蒸馏水。
4. 治疗过程中需加药液时,不必关机,直接从盖上小孔向内添加药液即可。若需向水槽内加水或更换冷蒸馏水,应先关机操作。
5. 雾化治疗时,密切观察老年人面色及呼吸情况,尤其是吸入糖皮质激素时,要防止不良反应的发生。
6. 注意安全风险因素及原因:
(1) 药物质量问题:未检查药物质量或药物质量问题引起的严重后果。
(2) 给药差错:未核对药物或核对药名、剂量、浓度、时间等时出错,产生相应严重后果。
(3) 烫伤:水槽中误加热水,操作不当,造成烫伤。
(4) 呛咳:协助漱口时,未采用合适体位,出现反流,造成呛咳窒息。
(5) 感染:照护员未洗手,雾化罐、口含嘴或面罩、螺纹管消毒不彻底,造成老年人呼吸道感染。
(6) 坠床:雾化吸入给药过程中未及时抬起床挡,造成老年人坠床。

任务九　老年人滴入给药照护

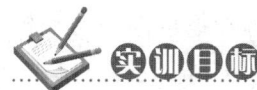

◇ 技能目标

学会对老年人进行滴入给药操作,严格遵守医嘱给药和查对制度,保证操作安全、准确。

◇ 知识目标

掌握滴入给药的操作目的及注意事项。

◇ 素质目标

1. 具有高度的责任心,严谨规范、操作熟练、耐心细致,确保老年人用药安全。

2. 对老年人关心体贴,具备仁爱之心,具有慎独精神,尊重老年人,体现爱老、敬老、孝老理念。

实训建议

1. 采用"理实一体"的教学方法,情景案例导入,情景模拟,由教师示教操作程序,演示操作过程,展现真实场景,强调危险因素,讲解注意事项。

2. 学生分组进行情景模拟,练习操作过程,训练沟通技巧,体现人文关怀,提升职业素养和职业能力。

学时建议

2学时。

实训实施

子任务1 滴眼药法

情景导入

张奶奶,87岁,昨天起眼睛开始发红、痒、痛、畏光、流眼泪,医生诊断为结膜炎,予以左氧氟沙星滴眼液。

工作任务:

假如你是张奶奶的照护员,请为张奶奶滴左氧氟沙星滴眼液。

一、评估

(一)评估内容

辨识老年人,与老年人沟通交流。

了解老年人的性别、年龄,评估老年人的病情、用药史、过敏史、治疗史、有无药物依赖史;评估老年人的意识状态、心理状态、合作程度、对疾病的态度和对所用滴眼剂的认知程度;评估老年人有无其他眼部疾患。

(二)实施评估

轻敲房门,经老年人允许后方可进入房间。

照护员：张奶奶，您好，我是您的照护员李娜，请告诉我您的房间号、床号和姓名好吗？

老年人：303房间3床，张红。

照护员：张奶奶，您好！今天休息得好吗？

老年人：挺好的。

照护员：张奶奶，您眼部还有不舒服的感觉吗？

老年人：还是不舒服，眼角总有异物。

照护员：张奶奶，您患了过敏性结膜炎，按照医嘱又到了给您滴眼药的时间了，我先给您检查一下眼睛的情况。张奶奶，请您抬头，脸向上仰。

老年人：好的。

照护员：张奶奶，您眼睛还是有些红肿，眼角有异物感是因为眼睛有分泌物流出，您不用担心，遵医嘱用药很快就能治愈，您稍等，我去取滴眼液。

老年人：好的。

二、计划

(一) 环境准备

环境应整洁，温度、湿度适宜。

(二) 照护员准备

着装整洁，无长指甲，未佩戴首饰，已洗手并佩戴口罩。

(三) 老年人准备

老年人端坐于床上或椅子上。

(四) 用物准备

物品摆放合理，避免污染，用物准备见表2-17。

表2-17 用物准备

序号	物品名称	数量	序号	物品名称	数量
1	滴眼药	1瓶	4	免洗洗手液	1瓶
2	大治疗盘	1个	5	笔	1支
3	消毒棉球(棉签)	1袋	6	记录单	1份
要求：检查眼药水的有效期，有无变色、浑浊、沉淀等质量问题，确认合格后方可使用，消毒棉球(棉签)等均在有效期内。遵医嘱核对药物名称、用药时间、剂量、用药途径等。					

三、实施

实施过程见表2-18。

表2-18 实施过程

操作步骤	沟通内容
1. 准备 用物备齐，携治疗盘放于老年人床旁桌上。辨识老年人，核对老年人信息，解释操作目的及操作过程	张奶奶，用物准备好了，请您再次告诉我您的床号和姓名好吗？ 张奶奶，遵医嘱要给您滴入滴眼液，可以治疗您的结膜炎，缓解您的眼部不适，在我滴入滴眼液时您如果有什么不舒服，就举手示意我好吗

续表

操作步骤	沟通内容
2. 摆放体位 协助老年人取仰卧体位(或坐位),头略后仰,照护员站于老年人身旁或身前	张奶奶,为了便于药液滴入,请您仰卧在床上好吗? 张奶奶,我协助您躺下,在您颈部垫上枕头,这个体位您还舒服吗
3. 清除眼部分泌物 用消毒棉球(棉签)清除老年人眼部分泌物	张奶奶,您眼睛向上看,我给您清除眼部分泌物,您不用担心,我会很小心的
4. 滴入滴眼液 (1) 照护员左手拇指将老年人下眼睑轻轻向下牵拉,暴露结膜下穹隆部,右手持滴管或滴瓶,手掌根部轻轻置于老年人前额上。 (2) 调整滴管与眼睑之间的距离,大约1~2 cm(不可过远,以免药液滴下时压力过大;不可过近,以免滴管触及老年人眼睛而被污染),将药液1~2滴滴入结膜下穹隆部中央的结膜囊内(药液不可直接滴于角膜上,因角膜感觉最敏感)。 (3) 提起上眼睑,覆盖眼球;用左手轻轻提起上眼睑,覆盖眼球,嘱老年人闭目并转动眼球2~3 min,使药液均匀扩散于眼球表面。 (4) 用棉签拭干流出的药液,并用棉签压迫泪囊区2~3 min	张奶奶,我要下拉您的下眼睑,您有什么不舒服就告诉我。 张奶奶,我要滴入药液了,您不要眨眼睛。 张奶奶,药液已经给您滴入了,您没有什么不舒服的感觉吧?您闭上眼睛并转动眼球2~3 min,有利于药液均匀扩散。 张奶奶,我给您擦拭一下流出的药液,需要用棉签压迫您的眼角2~3 min,防止药液进入泪囊和鼻腔后引起全身不适反应
5. 嘱咐 嘱老年人休息,整理用物	张奶奶,操作结束了。 您先闭眼休息5~10 min,利于药液吸收。由于您是过敏性结膜炎,最好不要外出,减少户外活动时间。注意用眼卫生,不要长时间看电视、报纸等。呼叫器给您放在床头,有什么事按铃呼叫我,我会及时赶来的。张奶奶,您先休息,我先出去了

四、评价

1. 老年人了解滴眼药的相关知识,使用药物后达到预期疗效。
2. 照护员做到安全正确给药,无差错,老年人无不良反应。
3. 照护员与老年人沟通顺畅,老年人主动配合,对照护员表示理解和满意。

五、操作目的及注意事项

(一) 操作目的

协助老年人用药,用于诊断、预防、治疗或缓解眼部症状。

(二) 注意事项

1. 严格遵医嘱给药和执行查对制度。
2. 滴眼药宜白天使用,使用眼药水前应混匀药液,眼膏宜临睡前使用。
3. 注意观察老年人用药后的反应,如果出现视力下降或病情变化,应立即通知医生。
4. 防止交叉感染,双眼用药时,应先健侧眼,后患侧眼;先病情较轻侧眼,后病情较重侧眼。

5. 滴眼药时必须清洁双手,瓶口距眼睑约1~2 cm,避免污染。
6. 注意安全风险因素及原因:
(1) 药物质量问题:未检查药物质量或因药物质量问题引起的严重后果。
(2) 给药差错:未核对药物或核对错误,产生严重后果。
(3) 黏膜损伤:照护员上药动作粗暴,造成黏膜损伤。
(4) 感染:照护员未洗手或上药顺序不正确,造成老年人眼部感染。
(5) 坠床:滴眼药过程中未及时拉起床挡,造成老年人坠床。
(6) 跌倒:涂眼膏或滴散瞳药后易致视力模糊,容易造成老年人跌倒意外。

子任务2 滴耳药法

情景导入

张爷爷,78岁,近几日诉右耳耳鸣、耳痛,有淡黄色分泌物流出,医嘱予以氧氟沙星滴耳液滴耳,一次5~10滴,一日3次。

工作任务:

假如你是张爷爷的照护员,请为张爷爷滴入氧氟沙星滴耳液。

一、评估

(一) 评估内容

评估老年人病情、老年人对疾病的态度、用药史和对所用滴耳液的认知程度;评估老年人有无其他耳部疾患。

(二) 实施评估

轻敲房门,经老年人允许后进入房间。

照护员:张爷爷,您好,我是您的照护员李娜,请告诉我您的房间号、床号和姓名好吗?

老年人:304房间4床,张强。

照护员:张爷爷,您好!今天休息得好吗?

老年人:挺好的。

照护员:张爷爷,您右侧耳朵不舒服是吗?

老年人:是的。

照护员:您耳鸣、耳痛的症状现在缓解了吗?

老年人:没有,有时候说话声音小了还是听不清。

照护员:张爷爷,您患了中耳炎,需要慢慢恢复。遵医嘱又到了给您耳部滴入药物的时间了,我先给您检查一下耳部情况。张爷爷,请您侧头,右侧耳朵朝向我这一侧。

老年人:好的。

照护员:张爷爷,您耳朵已经没有脓液了,您不用担心,遵医嘱用药很快就能治愈,您稍等,我去取滴耳液。

老年人:好的

二、计划

(一) 环境准备

环境应干净整洁、安静、舒适、安全。

(二) 照护员准备

着装整洁,无长指甲,未佩戴首饰,已洗手并佩戴口罩。

(三) 老年人准备

能配合耳部用药,了解所用药物的作用及副作用。

(四) 用物准备

用物准备见表 2-19。

表 2-19 用物准备

序号	物品名称	数量	序号	物品名称	数量
1	滴耳药	1瓶	4	免洗洗手液	1瓶
2	大治疗盘	1个	5	笔	1支
3	小棉签(棉球)	1袋	6	记录单	1份
要求:物品摆放合理,避免污染。检查滴耳液的有效期,有无变色、浑浊、沉淀等,确认合格后方可使用,确认免洗洗手液、小棉签(棉球)等均在有效期内。遵医嘱核对药物名称、用药时间、剂量、用药途径等。					

三、实施

实施过程见表 2-20。

表 2-20 实施过程

操作步骤	沟通内容
1. 核对告知 用物备齐,携治疗盘放于老年人床旁桌上。辨识老年人,核对老年人信息,解释操作目的及操作过程	张爷爷,用物准备好了,请您再次告诉我您的床号和姓名好吗? 张爷爷,遵医嘱要给您滴入滴耳液,可以治疗您的中耳炎,缓解您的耳部不适,操作过程中您如果有什么不舒服,就示意我,好吗
2. 摆放体位 协助老年人取侧体位(或坐位),头偏向健侧,患耳在上,照护员站于老年人身旁或身前	张爷爷,为了便于药液滴入,请您侧卧于床上。张爷爷,我协助您躺下,调整体位呈侧体位,您把头放在枕头上,患侧(右侧)耳朵朝上,这个体位还舒服吗
3. 清洁耳部分泌物 用小棉签清除老年人外耳道分泌物(必要时用3%的过氧化氢、吸引器)	张爷爷,我给您清除耳部分泌物,您不用担心,我会很小心的
4. 滴入滴耳液 (1) 照护员一手向后方轻提老年人耳廓,使耳道变直,便于药液流入耳内,另一手持滴管,掌根轻轻固定于耳廓旁。 (2) 将药液自外耳道口顺外耳道壁缓慢滴入 3~5 滴(滴管不可接触外耳道壁以免被污染)	张爷爷,我要上提您的耳朵,有什么不舒服就告诉我。 张爷爷,我要滴入药液了,您保持这个体位,不要晃动

续表

操作步骤	沟通内容
(3) 用手指按压耳屏数次,用干棉球塞入外耳道口。 (4) 用干棉球拭去外流药液	张爷爷,药液已经给您滴入了,您没有什么不舒服的感觉吧?您保持这个体位2～3 min,利于药液充分发挥作用
5. 观察反应 是否出现迷路反应,如眩晕、眼球震颤等	张爷爷,操作结束了,您有眩晕或眼球震颤的感觉吗
6. 整理 协助老年人取舒适体位,整理床单位;整理用物,用过的小棉签、棉球按医疗垃圾处理	张爷爷,我扶您坐起。 张爷爷,患了中耳炎,耳部会有分泌物,您平时注意不要自己清理。呼叫器给您放在床头,有什么事按铃呼叫我,我会及时赶来的。张爷爷,您先休息,我出去了
7. 洗手、记录 (1) 洗手。按七步洗手法洗手。 (2) 记录用药时间及老年人耳部疾病情况	

四、评价

1. 老年人了解滴耳药的相关知识,使用药物后达到预期疗效。
2. 照护员做到安全正确给药,操作规范,老年人无不良反应。
3. 照护员与老年人沟通顺畅,老年人能主动配合,并对照护员表示理解和满意。

五、操作目的及注意事项

(一) 操作目的

将滴耳药滴入耳道,以达到清洁、消炎、治疗耳部疾病的目的。

(二) 注意事项

1. 严格遵医嘱给药和执行查对制度。
2. 注意滴入滴耳药液时,瓶口不要碰触耳朵,尤其不要碰触病灶部位或渗出的液体,避免污染药液。
3. 使用滴耳药前,如果外耳道有分泌物应及时清理,上药时患耳朝上。
4. 使用滴耳药时需将耳郭向后上方轻轻牵拉,使耳道变直,便于药液流入耳内,使药液能被充分吸收。
5. 使用滴耳药后,注意观察老年人用药疗效和反应,如有不良反应,应立即通知医生。

子任务3 滴鼻药法

情景导入

王爷爷,72岁,因鼻窦炎发作,鼻痒、鼻塞、流鼻涕、头痛,医嘱予以富马酸酮替芬滴鼻液滴鼻,一次2滴,一日3次。

工作任务:

假如你是王爷爷的照护员,请为王爷爷滴富马硫酮替芬滴鼻液。

一、评估

(一)评估内容

辨识老年人,与老年人沟通交流,评估老年人病情、鼻腔情况、心理状态及配合程度。

(二)评估实施

轻敲房门,经老年人允许后进入房间。

照护员:王爷爷,您好,我是您的照护员李娜,请告诉我您的房间号、床号和姓名好吗?

老年人:304房间2床,王强。

照护员:王爷爷,您好,今天休息得好吗?

老年人:不是很好,鼻子不通气,头还有点痛。

照护员:王爷爷,您鼻塞、头痛是由鼻窦炎发作引起的,医生已经给您开了滴鼻剂,一会儿给您滴入,会缓解您的症状。王爷爷,我先看一下您的鼻腔情况。

老年人:好的。

照护员:王爷爷,您的鼻黏膜没有破损,无异物堵塞。可以使用滴鼻液,王爷爷您稍等,我去准备用物。

老年人:好的。

二、计划

(一)环境准备

环境应整洁,温度、湿度适宜。

(二)照护员准备

着装整洁,无长指甲,未佩戴首饰,已洗手并佩戴口罩。

(三)老年人准备

老年人配合鼻部用药,了解所用药物的作用及副作用。

(四)用物准备

物品摆放合理,避免污染。用物准备见表2-21。

表2-21 用物准备

序号	物品名称	数量	序号	物品名称	数量
1	滴鼻液	1瓶	5	免洗洗手液	1瓶
2	用药单	1份	6	笔	1支
3	抽纸纸巾	1包	7	记录单	1份
4	消毒棉球(棉签)	1包			

要求:检查滴鼻药有效期,有无变色、浑浊、沉淀等,确认合格后方可使用;确保免洗洗手液、消毒棉球(棉签)等均在有效期内,才可以使用。认真核对医嘱单,药物名称、用药时间、药物剂量。

三、实施

实施过程见表2-22。

表2-22 实施过程

操作步骤	沟通内容
1. 核对解释 备齐用物到床旁,辨识老年人,核对老年人信息,解释操作目的及操作过程	王爷爷,用物准备好了,请您再次告诉我您的床号和姓名好吗? 王爷爷,遵医嘱要给您滴入滴鼻液,可以治疗您的鼻窦炎,缓解您鼻塞、头痛的症状,在我滴入滴鼻液时请您配合我,如果有什么不舒服就举手示意我,好吗
2. 清洁鼻腔 给老年人递上纸巾,嘱其排出鼻腔分泌物,清洁鼻腔,解开衣领	王爷爷,给您纸巾,您自己清洁下鼻腔,这样更有利于药物的吸收。您上衣有点紧,请松开衬衣的第一颗纽扣,以免头部后仰时造成不适
3. 摆放体位 协助老年人取垂头仰体位,肩下垫枕,头垂直后仰或头垂悬于床沿	王爷爷,我协助您取仰体位,您的头部后仰自然下垂,这样有利于药液流入病灶部位
4. 滴入滴鼻液 照护员一手扶住老年人头部并轻推鼻尖,使鼻孔扩张,另一手持滴瓶,调整滴瓶至鼻孔距离2 cm处,嘱老年人吸气后屏住呼吸,滴入药液2~3滴,轻捏鼻翼,使药液分布均匀。嘱老年人保持原体位3~5 min,用纸巾擦去外流药液	王爷爷,我要轻推您的鼻尖,使鼻孔扩张,有什么不舒服就告诉我。 王爷爷,请您吸一口气屏住呼吸,防止滴药的时候吸入气管引起呛咳。我要滴入药液了,您保持这个体位,不要动。 王爷爷,药液已经给您滴入了,您没有什么不舒服的感觉吧?您保持这个体位3~5 min,利于药液充分发挥作用
5. 观察反应 观察老年人用药后是否有不适反应	王爷爷,操作结束了,您有什么不舒服的感觉吗
6. 整理 协助老年人取舒适体位,整理用物,整理床单位	王爷爷,我扶您坐起。 王爷爷,为了您早日康复,摆脱鼻窦炎的困扰,建议您平时注意休息,饮食清淡,少食油腻、辛辣刺激的食物。 呼叫器给您放在床头,有什么事按铃呼叫我,我会及时赶来的。王爷爷,您先休息,我先出去了
7. 洗手、记录 (1) 洗手。按七步洗手法洗手。 (2) 记录用药时间、老年人疾病情况、老年人反应	

四、评价

1. 照护员掌握给药原则,做到安全正确给药,操作规范,老年人无不良反应。

2. 老年人了解滴鼻液的相关知识,使用药物后达到预期疗效。操作中要随时与老年人沟通并注意观察老年人的反应。

3. 照护员与老年人沟通顺畅,老年人能主动配合,同时对老年人进行健康宣教。

五、操作目的及注意事项

（一）操作目的

通过协助老年人鼻腔滴入药物，用于诊断、预防、治疗或缓解鼻部症状。

（二）注意事项

1. 严格遵医嘱给药和执行查对制度。
2. 如果鼻腔内有干痂，先用温盐水清洗或浸泡，待干痂变软取出后再滴药。
3. 照护员上药动作应轻柔，避免损伤鼻腔黏膜。
4. 向鼻内滴药时，注意瓶口不要碰触鼻部，防止药液污染。
5. 注意观察疗效和不良反应，避免出现反跳性黏膜充血加重。

任务十　老年人生命体征的测量技术

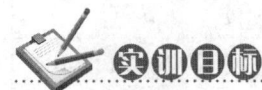

◇ 技能目标

学会为老年人观察生命体征，保证操作过程准确无误。

◇ 知识目标

1. 掌握体温、脉搏、呼吸、血压的正常值。
2. 掌握观察生命体征的操作目的和注意事项。

◇ 素质目标

培养严肃认真、规范准确操作的严谨态度，具备仁爱之心、慎独修养和敬老、孝老、爱老理念。

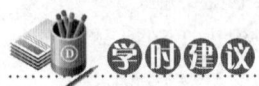

1. 采用"理实一体"的教学方法，情景案例导入，由教师示教测量体温、脉搏、呼吸、血压的操作程序，演示操作过程，展现真实场景。教师强调照护操作要点和注意事项，注意强调操作过程中的安全风险。
2. 学生分组进行情景模拟，练习操作过程，训练沟通技巧，应体现人文关怀，提升职业素养和职业能力。
3. 统计每位同学的测量数值，判断是否正常，若异常，分析是疾病原因还是测量有误，以加深对生命体征正常值的记忆和巩固测量技术。

学时建议

2学时。

实训实施

> **情景导入**
> 张奶奶,78 岁,因子女在外地工作,无人照顾入住某老年护养中心。张奶奶有高血压病史 10 年,按时服用降压药。照护员小李要为张奶奶每日测量生命体征。
> 工作任务:
> 假如你是张奶奶的照护员,请为张奶奶正确测量体温、脉搏、呼吸和血压。

一、评估

(一)评估内容

辨识老年人,与老年人沟通。

评估老年人的意识状态和合作程度,评估其身体情况、既往生命体征状况及服药情况、肢体活动能力、有无偏瘫及功能障碍等;评估老年人在 30 min 内有无影响体温、脉搏、呼吸和血压测量准确性的因素。

(二)实施评估

轻敲房门,经老年人允许后进入房间。

照护员:张奶奶,您好,我是您的照护员李娜,请告诉我您的房间号、床号和姓名好吗?

老年人:303 房间 4 床,张爱华。

照护员:张奶奶,您好!昨天晚上休息得好吗?

老年人:挺好的。

照护员:张奶奶,现在需要给您测量体温、脉搏、呼吸和血压,请您不要紧张,请问 30 min 内您有没有做过剧烈运动或情绪波动?有没有进餐或洗过热水澡?喝过热水或冷饮吗?

老年人:没有。

照护员:好,那我先看一下您肢体活动的情况。(有无偏瘫、功能障碍、皮肤损伤;老人意识清楚,可以配合;居室环境清洁宽敞明亮、温湿度适宜,适合测量)

照护员:好的,张奶奶,请您稍等,我去准备用物。

老年人:好的。

二、计划

(一)环境准备

环境应干净整洁,宽敞明亮,温度、湿度适宜。

(二)照护员准备

着装整洁,无长指甲,未佩戴首饰,已洗手并佩戴口罩。

(三)老年人准备

了解操作目的、方法、注意事项及配合要点;体位舒适,情绪稳定。

(四) 用物准备

物品摆放合理,避免污染,用物准备见表2-23。

表 2-23 用物准备

序号	物品名称	数量	序号	物品名称	数量
1	治疗盘	1个	8	听诊器	1个
2	腋下体温计	1支	9	免洗洗手液	1瓶
3	清洁体温计存放盒	1个	10	笔	1支
4	纱布	1块	11	记录单	1份
5	消毒体温计存放盒	1个	12	医疗垃圾桶	1个
6	秒表	1块	13	生活垃圾桶	1个
7	血压计	1个			

要求:若测肛温,另备润滑剂、棉签和纸巾。

三、实施

实施过程见表2-24。

表 2-24 实施过程

操作步骤	沟通内容
1. 核对告知 (1) 携用物至老年人床旁,核对老年人床号、姓名,核对床头卡;向老年人解释操作目的,告知老年人配合方法,取得配合。 (2) 评估有无影响测量的因素	张奶奶,您好,可以告诉我您的床号和姓名吗? 好的,张奶奶。现在需要给您测量体温、脉搏、呼吸和血压,您不要紧张。 张奶奶,您知道吗?剧烈运动、情绪激动、洗澡都会影响测量准确性,这半个小时内您没有这种情况吧?您活动下右侧胳膊,我看一下。嗯,活动能力挺好的。左侧腋下我看一下,是正常的
2. 安置体位 协助老年人取舒适体位	张奶奶,我帮您取一个舒适的体位
3. 测量体温 根据情况选择测温方法,实训时测量腋温。 (1) 检查腋下是否适合测温,有汗液时应先擦干。将体温计水银端放于老年人腋窝深处并贴紧皮肤,嘱老年人屈臂过胸夹紧体温计,防止滑落。 (2) 10 min后取出,规范读数。 (3) 读取体温值后将体温计置于盛放消毒液的容器中	张奶奶,我先用毛巾擦干您腋下汗液。张奶奶,我们开始测量吧,需要把体温计放在您的腋窝深处,请您屈臂过胸,抓住对侧的上臂,您需要保持这个姿势10 min,10 min后我会取出体温计。 张奶奶,测量时间到了,我把体温计取出来,您把手放在身体一侧,给您盖好夹被(右手持体温计,左手拿纱布擦拭体温计,水平读出数值)。张奶奶,您的体温是正常的
4. 测量脉搏 (1) 食指、中指、无名指指腹,用适中的力度按放于老年人前臂掌侧桡动脉处或其他浅表大动脉处诊脉。 (2) 一般老年人可测量30 s,所得数字乘以2。脉搏异常者,测量1 min,核实后报告医生。 (3) 若发现老年人有心律不齐或脉搏短绌,应由两个人同时测量1 min,一人听心率,另一人测脉率,记录为心率/脉率	张奶奶,您这样躺着还舒服吗?请您手臂放松,掌心向上,我现在要开始为您测量脉搏,时间很短,您暂时不要说话或活动

续表

操作步骤	沟通内容
5. 测量呼吸 测量脉搏后,手指仍放于原处,保持测量脉搏时的姿势。 (1) 观察老年人的胸腹部,一起一伏为一次呼吸,测量 30 s,结果乘以 2。 (2) 危重老年患者呼吸微弱不易观察时,用少许棉花置于老年人鼻孔前,观察棉花被吹动次数,计数 1 min	张奶奶,您的脉搏和呼吸都是正常的,您不用太担心。下面我再为您测量血压
6. 血压测量 (1) 协助老年人露出手臂并伸直,驱尽袖带内空气,平整地缠于老年人上臂中部,松紧以能伸入一指为宜,下缘距肘窝 2~3 cm。 (2) 使用台式血压计测量时,保持血压计零点、肱动脉与心脏在同一水平,先温暖听诊器,触摸肱动脉。将听诊器胸件放在肱动脉搏动最强处固定,均匀充气至动脉搏动音消失,再加压使压力升高 20~30 mmHg,缓慢放气,正确判断收缩压与舒张压,测得血压数值并记录。 (3) 测量完毕,解开袖带,排尽袖带余气,右倾 45°关闭水银槽开关,整理袖带,合上血压计	张奶奶,您这样躺着还舒服吗?请您把手臂伸直,掌心向上,保持放松。我帮您把袖子往上卷一下,给您绑上袖带,您觉得这个松紧度还可以吗,正好可以伸进一个手指。我现在要测量了,您暂时不要说话和活动。 张奶奶,不用担心,您的血压是稳定的,您这样躺着还舒服吗?我再给您说几点平时的注意事项:您吃饭的时候要少吃一些盐,比如腊肉、火腿这样腌制的食物要少吃或不吃,可以吃些鱼肉或瘦肉,少吃甜食,多吃新鲜的水果蔬菜。平时没事的时候可以去楼下打打太极,练练气功,每周做 3~5 次,每次最好坚持 30~60 min。每天还要保证 7~8 h 的睡眠时间,保持一个好的心情,这样才可以将您的血压控制在稳定水平
7. 整理 协助老年人取舒适体位,整理床单位及用物	张奶奶,我协助您躺好
8. 洗手、记录 (1) 携用物回治疗室,回治疗室后处理用物。 (2) 洗手。按七步洗手法洗手。 (3) 记录。记录测量时间、测量数值	那张奶奶您还有别的需要吗?有需要随时叫我,我会及时赶来的,您好好休息,我先出去了,谢谢您的配合

四、评价

1. 老年人安全,无损伤,无其他不适。
2. 照护员测量方法正确,测量结果准确。
3. 照护员能与老年人或家属有效沟通,取得理解和配合。

五、操作目的及注意事项

(一) 操作目的

1. 判断生命体征有无异常。
2. 观察体温、脉搏、呼吸和血压的变化,以了解疾病情况。
3. 协助诊断,为预防、治疗、康复和照护提供依据。

(二) 注意事项

1. 避免出现影响生命体征测量的各种因素,如剧烈活动、情绪波动、进食、洗澡、冷热饮、冷热敷等。若测量前老年人有上述情况,应待安静休息 30 min 后再测。

2. 照护员应按照操作规范为老年人准确测量:

(1) 精神异常、昏迷、口腔疾患、口鼻手术、张口呼吸者禁忌口温测量;腋下有创伤、手术、炎症,或腋下出汗较多者,肩关节受伤或消瘦夹不紧体温计者禁忌腋温测量;直肠或肛门手术、腹泻者禁忌肛温测量,心肌梗死老年患者不宜测肛温,以免刺激肛门引起迷走神经兴奋,导致心律不齐。

(2) 为偏瘫老年人测量脉搏,应选择健侧肢体测量;不可用拇指诊脉,因拇指小动脉搏动明显,易与老年人动脉搏动相混淆;当脉搏细弱无法测量清楚时,可用听诊器听心率 1 min。

(3) 由于呼吸受意识控制,故测量时要分散老年人注意力,使其呼吸状态自然,以保证测量的准确性。

(4) 测血压时,偏瘫、肢体有损伤的老年患者应选择健侧肢体;需持续监测血压时,应做到"四定"(定时间、定部位、定体位、定血压计),有助于测定的准确性和对照的可比性。

3. 若发现测量值与病情不符,要查找原因,予以复测。

4. 注意安全风险因素及原因:

(1) 水银泄漏:未认真检查体温计有无破损,甩动体温计幅度过大造成体温计破裂;未检查血压计玻璃管有无裂损、水银是否充足、有无断裂,测量时充气过猛过快,测量后未关闭血压计或者未右倾45°关闭血压计。

(2) 测量肢体麻木、压伤:袖带缠得过紧、充气和放气时间过长、过度充气、反复多次测量等均可导致被测肢体受压过久,引发不良反应。

(3) 皮肤损伤:照护员操作鲁莽,长指甲或金属配饰划伤老年人。

(4) 骨折:照护员操作时动作粗暴,导致骨质疏松老年人发生骨折。

(5) 坠床:照护员在测量血压操作过程中未及时拉起床挡,造成老年人坠床。

(6) 交叉感染:照护员操作前后未洗手,体温计、血压计和听诊器未有效消毒。

任务十一　老年人温水(乙醇)拭浴

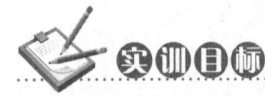

◇ 技能目标
学会为老年人实施温水(乙醇)拭浴操作,遵循查对制度,保证操作过程正确、安全。
◇ 知识目标
掌握为老年人实施温水(乙醇)拭浴的操作目的和注意事项。
◇ 素质目标
1. 具有高度责任心,操作熟练、耐心细致,确保老年人活动安全。
2. 具备仁爱之心、慎独精神,尊重老年人,体现尊老、敬老、爱老理念。

项目二 老年人基础照护技术

实训建议

1. 采用"理实一体"的教学方法,情景案例导入,由教师示教操作程序,演示为老年人实施温水(乙醇)拭浴的操作过程,展现真实场景。教师强调照护操作要点和注意事项,注意强调操作过程中的安全风险。

2. 学生分组分角色扮演,进行情景模拟,练习操作过程,训练沟通技巧,应体现人文关怀,提升职业素养和职业能力。

学时建议

2学时。

实训实施

情景导入

李奶奶,女,80岁,由于急性上呼吸道感染引起发热,体温达到39.5℃,神志清醒。医嘱:温水拭浴,物理降温。

工作任务:

假如你是李奶奶的照护员,请执行医嘱,并给予李奶奶必要的指导。

一、评估

(一)评估内容

辨识老年人,与老年人沟通。

评估老年人的生命体征、意识状态、认知功能、活动能力、合作程度;评估老年人既往史和用药史;评估老年人全身皮肤状况,如完整性、色泽等,测试皮肤有无感觉障碍及对冷过敏等现象。

(二)实施评估

轻敲房门,经老年人允许后进入房间。

照护员:李奶奶,您好,我是您的照护员王艳,请说一下您的房间号、床号和姓名好吗?

老年人:303房间5床,李燕。

照护员:李奶奶,您好!您今天感觉怎么样?

老年人:还是觉得头疼,不舒服。

照护员:这主要是由您体温过高引起的,根据医嘱需要给您进行温水拭浴,物理降温。降温后您的头痛症状会有所缓解的。

老年人:好的,谢谢!

照护员:我先来检查一下您的皮肤情况(检查头部、上肢、下肢和脚等部位),李奶奶,我触摸您的皮肤您有感觉吗?

照护员：您的皮肤状况完好，没有破损。您是否对冷过敏？

老年人：没有。

照护员：您还有别的什么需要吗？

老年人：没有。

照护员：我去准备一下操作用物，请您稍等。

二、计划

（一）环境准备

环境应整洁、安全，室温适宜，关闭门窗，拉布帘或使用屏风遮挡。

（二）照护员准备

着装整洁，无长指甲，未佩戴首饰，已洗手并佩戴口罩。

（三）老年人准备

根据病情和冷疗需要，排尿后穿着宽松衣物，舒适体位，意识清醒老年人应了解温水（乙醇）拭浴的目的、方法、注意事项等，积极配合。

（四）用物准备

用物准备见表2-25。

表2-25 用物准备

序号	物品名称	数量	序号	物品名称	数量
1	治疗车	1辆	9	冰袋（装入布套中）	1个
2	治疗盘	1个	10	干净衣裤	1套
3	大浴巾	1条	11	防水垫	1个
4	内盛32~34℃左右温水的水盆治疗	2/3满	12	免洗洗手液	1瓶
			13	屏风	1个
5	治疗碗内盛放30℃ 25%~35%的乙醇	200~300 mL	14	笔	1支
			15	记录单	1份
6	暖瓶（内盛热水）	1瓶	16	医疗垃圾桶	1个
7	小毛巾（棉质布巾）	2块	17	生活垃圾桶	1个
8	热水袋（内装50℃热水，装入布套内）	1个			
要求：检查热水袋、冰袋是否完好无破损。					

三、实施

实施过程见表2-26。

表2-26 实施过程

操作步骤	沟通内容
1. 核对告知 携用物至老年人床旁，核对老年人床号、姓名，向老年人解释操作目的，告知老年人配合方法，取得配合	李奶奶，用物准备好了，我们现在可以开始了吗

续表

操作步骤	沟通内容
2. 放置热水袋、冰袋 松开床尾盖被,协助老年人脱去衣裤,热水袋置于足底,冰袋置于老年人头部	李奶奶,我现在在您的脚部给您放一个热水袋,加速全身血液循环,有利于散热,在您的头部给您放一个冰袋,防止头部充血,也能降温让您舒服点
3. 顺序拭浴 (1)协助老年人暴露拍拭部位,将防水垫和大浴巾垫于拍拭部位下,棉质布巾浸湿拧至半干(不滴水),右手拇指外展布巾缠绕其余四掌指,末端反折,叠入掌心成澡巾形状。先以离心方向拍拭,每个部位拍拭完毕后用大浴巾拭干皮肤;或用棉质布巾蘸取乙醇按顺序拍拭。 (2)拭浴顺序:双上肢—腰背部及臀部—双下肢。 ① 上肢:颈外侧—肩峰—上肢外侧臂—手背;颈前—侧胸部—腋窝—上肢内侧—手心。② 肩背—腰部—骶尾部—臀部。③ 下肢:髋部—下肢外侧—足背;腹股沟—下肢内侧—踝部;臀下—下肢后部—腘窝—足跟	李奶奶,我现在要开始给您进行温水拭浴,先给您铺上防水垫和浴巾。李奶奶,您觉得这个水温还可以吗?力度还合适吗? 一侧已经给您擦完了,我先帮您擦干,我协助您翻一下身,现在给您擦洗肩背部、腰臀部和另一侧胳膊。 李奶奶,您轻抬一下臀部,我现在给您擦洗一下腿部,浴巾半铺半盖于腿部,一侧已经为您擦洗完了,现在开始给您擦另一侧。 李奶奶,您现在感觉怎么样?若有不舒服请一定告诉我
4. 协助穿衣 拭浴完毕,拭干后协助老人穿好衣裤	李奶奶,拭浴结束了,您现在觉得舒服点了吗?我帮您穿上衣服
5. 撤去热水袋 除去足部热水袋,盖好盖被	李奶奶,温水拭浴已经给您做完了,您先休息,一会我来给您测量一下体温
6. 复测体温 拭浴完成后30 min复测体温,如低于39 ℃,取下头部冰袋	李奶奶,现在我给您测量一下体温,夹好,屈臂过胸,防止体温计滑落,测量时间为10 min。李奶奶,时间到了,我看一下温度计,38 ℃。李奶奶,温度已经降下来了,看来我们的拭浴还是有效果的
7. 整理 协助老年人采取舒适体位,整理床单位。告知老年人注意事项,放置呼叫器于老年人易取处	我帮您整理一下,您要多喝水。李奶奶,您还有什么需要吗?呼叫器放在您的枕边,有需要请按铃,我也会经常巡视的,那您先好好休息
8. 用物处置 倒掉盆中水,棉质方巾、浴巾清洗消毒备用,冰袋、热水袋规范处置	
9. 洗手、记录 (1)照护员洗手,按照七步洗手法洗手。 (2)记录操作起止时间及老年人治疗后的情况变化,其他需要记录的内容,签名	

四、评价

1. 照护员与老年人有效沟通,关爱老年人,使老年人了解温水(乙醇)拭浴的相关知识,主动配合。

2. 照护员操作安全正确,无差错,无不良事件发生。

3. 老年人治疗后达到预期疗效。

五、操作目的及注意事项

(一)操作目的

为高热的老年人降温。

(二)注意事项

1. 拭浴过程中,注意观察老年人全身情况,如出现寒战、面色苍白、脉搏或呼吸异常时,需立即停止拭浴。

2. 擦拭腋下、掌心、腹股沟、肘窝等部位时,应稍用力,擦拭时间适当延长,以更好地达到降温的目的。

3. 操作过程中要保护老年人隐私,注意保暖,避免暴露过多。

4. 头部放置冰袋用于协助降温,并防止拭浴时表皮血管收缩,血液集中到头部,引起充血。足底放置热水袋用于促进下肢血管扩张,加速全身血液循环,有利于散热。

5. 注意安全风险因素及原因:

(1) 施治差错:未核对老年人信息,搞错治疗对象。

(2) 皮肤损伤:照护员操作鲁莽,长指甲或金属配饰划伤老年人。

(3) 骨折:照护员操作时动作粗暴,骨质疏松老年人易发生骨折。

(4) 交叉感染:照护员操作前后未洗手,棉质方巾等未有效消毒。

(5) 坠床:照护员未及时拉起床挡,翻身摆位动作幅度过大,造成老年人坠床。

(6) 受凉:拭浴过程中身体暴露过多,保暖措施不到位。

任务十二　老年人热水袋的使用

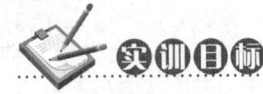

◇ 技能目标

学会为老年人使用热水袋的操作,遵循查对制度,保证操作过程正确、安全。

◇ 知识目标

掌握老年人使用热水袋的操作目的和注意事项。

◇ 素质目标

1. 对老年人关心体贴,敬老、孝老、爱老。

2. 具有高度责任心,操作熟练、耐心细致,确保老年人安全。

实训建议

1. 采用"理实一体"的教学方法,情景案例导入,由教师示教操作程序,演示操作过程,展现真实场景。教师强调照护操作要点和注意事项,注意强调操作过程中的安全风险。

2. 学生分组进行情景模拟，练习操作过程，训练沟通技巧，应体现人文关怀，提升职业素养和职业能力。

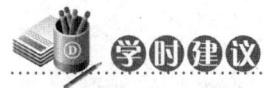学时建议

2学时。

实训实施

> **情景导入**
>
> 李奶奶，80岁。近两天下雪，气温降低，李奶奶总感觉手脚冰凉。
>
> 工作任务：
>
> 假如你是李奶奶的照护员，请用热水袋为李奶奶进行保暖。

一、评估

（一）评估内容

评估老年人的意识状态、肢体活动情况、认知功能和配合程度；评估老年人的皮肤状况，如完整性、色泽、水肿、硬结等，测试皮肤有无感觉障碍及其对热的耐受程度。

（二）实施评估

轻敲房门，经老年人允许后方可进入房间

照护员：李奶奶，您好，我是您的照护员王艳，请说一下您的房间号、床号和姓名好吗？

老年人：303房间6床，李红。

照护员：李奶奶，早上好！您这几天感觉手脚冰凉，是吧？

老年人：早上好！这几天天气冷，我总感觉手脚有些冰凉。

照护员：李奶奶，您不要担心。我一会儿拿热水袋给您暖暖就好了。

老年人：好的。

照护员：我先来看一下您的肢体活动情况。您活动一下您的胳膊和腿，我看一下您的脚，这样摸您的脚您有感觉吗？

老年人：嗯，有的。

照护员：那您先稍等一下，我去准备一下用物。

老年人：好的。

二、计划

（一）环境准备

环境应整洁、安全，室温适宜，如有需要关闭门窗。

（二）照护员准备

着装整洁,无长指甲,未佩戴首饰,已洗手并佩戴口罩。

（三）老年人准备

根据病情和热疗需要,排尿后着宽松衣物,舒适体位,了解使用热水袋的目的、方法、注意事项等,能积极配合。

（四）用物准备

用物准备见表2-27。

表2-27 用物准备

序号	物品名称	数量	序号	物品名称	数量
1	热水袋	1个	6	毛巾	1条
2	布套	1条	7	纱布	1块
3	水壶(内盛热水50℃左右)	1个	8	免洗洗手液	1瓶
4	水温计	1个	9	笔	1支
5	量杯	1个	10	记录单	1份

三、实施

实施过程见表2-28。

表2-28 实施过程

操作步骤	沟通内容
1. 准备热水袋 (1) 检查热水袋:外观完好无破损,挤压无漏气,检查瓶塞无松动。 (2) 测量水温:热水倒入大量杯中,水温计插入大量杯中测量水温,水温调节至50℃以内,读出数值。 (3) 灌装热水:放平热水袋,去掉塞子,一手持热水袋袋口的边缘,另一手灌入热水,边灌边提高热水袋口端以防热水外溢,灌入约1/2～2/3满,逐渐放平热水袋口端,排尽袋内空气,旋紧瓶塞。 (4) 检查装套:使热水袋袋口朝下,双手进行挤压,检查热水袋有无漏水,用纱布擦干热水袋袋口及外壁水痕,将热水袋全部装入热水袋套内,外用毛巾包裹	
2. 放热水袋 (1) 查对与沟通:携用物至床旁,再次核对老年人信息,与老年人沟通,向老年人解释使用热水袋的目的、部位、预期效果、注意事项等。 (2) 摆体位:协助老年人取适宜体位,充分暴露热水袋作用部位。 (3) 再评估:再次评估老年人局部皮肤情况。 (4) 放置热水袋:用布套或毛巾包裹热水袋置于作用部位上。 (5) 观察与询问:询问老年人感受并观察老年人面部表情及肢体动作	李奶奶,您这样躺着舒服吗? 我摸您的脚您有感觉吗?您的脚有点凉,我马上给您放上热水袋暖一暖。 我现在将它放到距离您的脚底10 cm的地方。 您现在能感觉暖和一些了吗?李奶奶,您不要直接触碰它,以防烫伤

续表

操作步骤	沟通内容
3. 巡视与调整 每隔 10 min 观察老年人局部皮肤颜色,触摸皮肤,询问老年人感觉	李奶奶,已经 10 min 了,您感觉暖和一些了吗？我来看一下
4. 时长与处置 用 30~60 min 后,取出热水袋,检查热水袋温度,询问老年人是否继续使用。观察老年人靠近热水袋处的肢体是否温暖、皮肤有无发红、水疱等低温烫伤迹象	李奶奶,30 min 过去了,我给您检查一下。您的脚已经暖和多了,也没有发红烫伤。您还想继续使用吗
5. 安置舒适体位 协助老人取舒适体位,盖好盖被,整理床铺	李奶奶,最近天气有些凉,您晚上睡觉时一定要注意保暖。我给您盖好盖被。呼叫器在您的枕边,有什么事您就按铃叫我,我也会经常过来看您
6. 用物处置 将热水袋中的水倒空,倒挂晾干后吹入空气（以防两层橡胶粘连）,拧紧袋口塞子,置于通风阴凉处；袋套清洗消毒备用	
7. 洗手、记录 (1) 照护员按七步洗手法洗手。 (2) 记录热水袋放置部位、起止时间、老年人治疗后全身及局部情况变化及其他要记录的内容,操作者签名	

四、评价

1. 老年人了解使用热水袋的相关知识,治疗后达到预期疗效。

2. 照护员做到安全正确操作,无差错,老年人无不良反应。

3. 意识和认知功能良好的老年人主动配合,照护员与老年人的沟通顺畅。

五、操作目的及注意事项

(一) 操作目的

帮助老年人取暖、解除肌肉痉挛、缓解疼痛、促进身体舒适。

(二) 注意事项

1. 老年人使用热水袋,水温应调节至 50℃,热水袋装入布套内或包裹毛巾,避免与皮肤直接接触,防止烫伤。

2. 老年人使用热水袋过程中,避免锐器刺破热水袋,造成内容物泄漏；照护员要每隔 10 min 巡视一次。如发生烫伤,应立即停止使用,进行局部降温并及时报告医生。

3. 操作过程中注意保护老年人隐私,避免暴露过多。

4. 注意安全风险因素及原因：

(1) 烫伤：直接将热水袋长时间置于治疗部位,疏于巡查,造成低温烫伤。

(2) 热水袋破漏：由于质量问题或老化,热水袋突然破裂,内容物污染局部。

(3) 皮肤损伤：照护员操作鲁莽，长指甲或金属配饰划伤老年人。

(4) 骨折：照护员操作时动作粗暴，骨质疏松的老年人易发生骨折。

(5) 交叉感染：照护员操作前后未洗手，热水袋布套或毛巾未有效消毒。

(6) 坠床：照护员未及时拉起床挡，翻身摆位动作幅度过大，造成老年人坠床。

任务十三　老年人湿热敷的使用

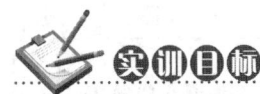 实训目标

◇ 技能目标

学会为老年人实施湿热敷操作，遵循查对制度，保证操作过程正确、安全。

◇ 知识目标

掌握老年人实施湿热敷的操作目的和注意事项。

◇ 素质目标

1. 具有高度责任心，操作熟练、耐心细致，确保老年人安全。

2. 具备仁爱之心、慎独精神，尊重老年人，体现尊老、敬老、爱老的理念。

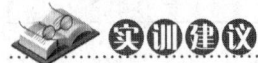 实训建议

1. 采用"理实一体"的教学方法，情景案例导入，由教师示教操作程序，演示操作过程，展现真实场景。教师讲解照护操作要点和注意事项，注意强调操作过程中的安全风险。

2. 学生分组进行情景模拟，练习操作过程，训练沟通技巧，应体现人文关怀，提升职业素养和职业能力。

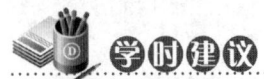 学时建议

2学时。

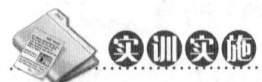 实训实施

情景导入

李奶奶，80岁，公务员，脑卒中，左侧偏瘫，长期卧床，近几天右侧手臂出现红肿，内心焦虑和烦躁，觉得自己身体状况越来越差。

工作任务：

假如你是李奶奶的照护员，请按照照护计划为李奶奶进行手臂红肿的湿热敷处理。

一、评估

（一）评估内容

评估老年人的病情、自理能力、对湿热敷的认知及配合程度；评估老年人湿热敷部位局部组织状况、对温度的敏感性，确定热敷时间和温度；评估老年人是否需要排便、饮水。

（二）实施评估

轻敲房门，经老年人允许后进入房间。

照护员：李奶奶，您好，我是您的照护员王艳，请告诉我您的房间号、床号和姓名好吗？

老年人：303房间7床，李玉。

照护员：李奶奶，您好，昨天晚上休息得好吗？

老年人：不太好，晚上右侧手臂有点疼。

照护员：嗯，刚才医生也告诉我说您右侧手臂出现红肿，让我一会儿给您进行湿热敷，来缓解您的疼痛。

老年人：好。

照护员：您原来湿热敷过吗？

老年人：没有。

照护员：湿热敷就是用50~60 ℃热水浸湿的毛巾敷在疼痛的部位，这样可以促进局部血液循环，降低痛觉神经的敏感性，从而减轻疼痛。湿热敷前需要检查一下您的右侧手臂皮肤和活动情况。

老年人：好的。

照护员：李奶奶，您活动一下右侧手臂可以吗？能感觉到我的手吗？

老年人：能。

照护员：李奶奶，您的右侧手臂皮肤状况良好，感觉功能也正常。湿热敷大约需要20~30 min，还需要我协助您去卫生间吗？

老年人：不用啦。

照护员：您还要喝点水吗？

老年人：不用啦。

照护员：那好，您先稍等，我去准备用物。

二、计划

（一）环境准备

环境应干净整洁、安全，温度、湿度适宜，关闭门窗保暖。

（二）照护员准备

着装整洁，无长指甲，未佩戴首饰，已洗手。

（三）老年人准备

了解湿热敷的目的、方法和注意事项等，积极配合，排尿后采取舒适体位。

(四) 用物准备

用物准备见表2-29。

表2-29 用物准备

序号	物品名称	数量	序号	物品名称	数量
1	治疗车	1辆	10	热水(50~60 ℃)	适量
2	治疗盘	1个	11	凡士林油	1瓶
3	橡胶单	1张	12	棉签	1包
4	治疗巾	1块	13	水盆	2个
5	大浴巾	1条	14	水温计	1支
6	毛巾	2条	15	免洗洗手液	1瓶
7	敷布	2块	16	笔	1支
8	纱布	2块	17	记录单	1份
9	塑料薄膜	1块			
要求：有伤口者需备换药包。					

三、实施

实施过程见表2-30。

表2-30 实施过程

操作步骤	沟通内容
1. 进行湿热敷 (1) 推治疗车置于老年人床边合适位置。 (2) 向老年人问好，放下床挡。 (3) 打开盖被，充分暴露右侧手臂部位。 (4) 让老年人左手托起腘窝部，在老年人右手下面铺好橡胶单和浴巾。 (5) 涂凡士林油面积大于湿热敷面积。 (6) 将纱布抖开，盖在老年人手臂红肿处。 (7) 测水温50~60 ℃之间，擦干水温计，收起。 (8) 将敷布在水盆中浸透。 (9) 持大镊子拧干，以不滴水为宜。 (10) 在手腕掌侧测试敷布温度。 (11) 将敷布放于老年人手臂部位纱布上。 (12) 将塑料薄膜放在敷布上面，再盖上干毛巾，以防散热过快。 (13) 询问老年人有无不适。 (14) 盖上大浴巾保温	李奶奶，我现在可以给您湿热敷了吗？ 您不用紧张，我帮您放平床头吧，这样您会感觉舒服一些，也方便我的操作。 李奶奶，我帮您脱掉右侧的袖子，露出手臂，在裸露的皮肤上湿敷，效果比较好，也不容易弄湿衣服。 李奶奶，我要在您的手臂下面垫上橡胶单和浴巾，以免弄湿您的床褥。 李奶奶，我还要在您的手臂处涂凡士林油，凡士林油可减缓热传导，不仅可以防止烫伤，还可以使热敷效果持久，上面再盖上一层纱布。 李奶奶，我要将敷布放在您手臂上了，如果感到烫，您及时告诉我。 李奶奶，温度合适吗？ 李奶奶，为了维持热敷温度，要在敷布上盖上塑料薄膜和干毛巾。 李奶奶，现在感觉烫吗？如果感觉烫，一定及时告诉我，我掀开毛巾的一角散热，以免烫伤。 最后给您盖上大浴巾保温
2. 观察 湿热敷期间观察老年人局部皮肤有无发红、烫伤等情况，如有异常立即停止并报告医护人员	李奶奶，老年人的皮肤感觉功能下降，容易烫伤，不过您放心我会在您身边定时检查您皮肤的情况。 您有什么不舒服的感觉，或者有什么需要，随时告诉我，我会及时处理的

续表

操作步骤	沟通内容
3. 更换敷布 (1) 每3～5 min更换一次敷布。 (2) 水盆内随时加热水保持温度	李奶奶,5 min啦,为了保证热敷的效果,我给您更换一下敷布。 李奶奶,刚才看了您热敷部位的皮肤,没有发红,也没有烫伤,您不用担心
4. 湿热敷完毕 (1) 打开毛巾,撤去敷布放入水盆。 (2) 用纱布擦干油渍,用毛巾擦干皮肤水渍。 (3) 整理衣物。 (4) 检查衣物及床单有无污染。 (5) 整理床单位。 (6) 询问老年人需求,携物离开	20 min后: 李奶奶,现在手臂还疼吗?敷的时间太长,容易出现副作用,我给您把敷布取下来吧。 我把凡士林油给您擦掉。 我帮您把衣服穿上。 李奶奶,给您盖上被子,注意保暖。 李奶奶,谢谢您的配合。您还有什么需要吗? 我把呼叫器放在您的枕头旁边,有什么需要,请按铃,我会及时赶过来的。我也会经常来看您的。您好好休息
5. 处理用物 将敷布洗净晾干备用	
6. 洗手、记录 (1) 洗手。用七步洗手法洗净双手。 (2) 记录。记录湿热敷时间、湿热敷前后局部皮肤情况	

四、评价

1. 老年人了解湿热敷的相关知识,治疗后达到预期疗效。
2. 照护员操作安全正确,无差错,无不良事件发生。
3. 意识和认知功能良好的老年人主动配合,照护员与老年人的沟通顺畅。

五、操作目的及注意事项

(一) 操作目的

改善局部微循环,缓解肌紧张、消炎、镇痛。

(二) 注意事项

1. 照护员遵医嘱施治,严格执行查对制度。
2. 防范不良反应发生,仔细观察湿热敷部位皮肤状况和老年人一般状况,若老年人有不适须立即停止湿热敷,做好应急处置。
3. 操作过程中注意保护老年人隐私,避免暴露过多。
4. 局部如有创面,湿热敷后须按照无菌技术换药。
5. 注意安全风险因素及原因:
(1) 施治差错:未核对老年人信息,搞错治疗对象和治疗部位。
(2) 烫伤:水温过高或倾倒热水时溢出,造成老年人烫伤。

(3) 皮肤损伤：照护员操作鲁莽,长指甲或金属配饰划伤老年人。

(4) 骨折：照护员操作时动作粗暴,骨质疏松的老年人易发生骨折。

(5) 感染：湿热敷部位有创面,无菌操作不规范造成创面感染。

(6) 坠床：未及时拉起床挡,翻身摆位动作幅度过大,造成老年人坠床。

项目三 老年人应急救护技术

任务一 心肺复苏术

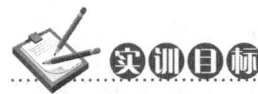 **实训目标**

◇ 技能目标
能够正确、安全、规范地应用心肺复苏术救护心脏骤停的老年人。
◇ 知识目标
掌握老年人心肺复苏术的操作目的和注意事项。
◇ 素质目标
1. 具有高度责任心,科学、严谨的工作态度,操作熟练、耐心细致。
2. 具有紧急救护意识,爱伤观念。

实训建议

1. 采用"理实一体"的教学方法,情景案例导入,情景模拟,教师示教操作程序,演示操作过程,展现真实场景,注意强调危险因素,讲解注意事项。
2. 学生分组进行情景模拟,利用心肺复苏专用模拟人设置考核模式,提升紧急救护意识和职业能力,贯彻"老有所养""弱有所扶"的党的二十大精神。

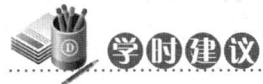 **学时建议**

2学时。

 **实训实施**

情景导入

张爷爷,73岁,患有冠心病。晚间照护员小李巡视时发现张爷爷无明显诱因胸前区疼痛剧烈并伴有头晕感,继而突然意识丧失,呼吸停止。

> 工作任务：
> 假如你是张爷爷的照护员,您应当如何紧急抢救?

一、评估

判断张爷爷有无意识、呼吸及颈动脉搏动。

二、计划

(一)环境准备

环境应安全,适合抢救。

(二)照护员准备

着装整洁,无长指甲,未佩戴首饰,仪表大方,轻盈矫健。

(三)用物准备

用物准备见表3-1。

表3-1 用物准备

序号	物品名称	数量	序号	物品名称	数量
1	心肺复苏专用模拟人	1个	7	开口器	1个
2	按压板	1个	8	弯盘	1个
3	治疗盘	1个	9	血压计	1台
4	纱布	1包	10	听诊器	1个
5	手电筒	1支	11	笔	1支
6	压舌板	2支	12	记录单	1份

三、实施

实施过程见表3-2。

表3-2 实施过程

操作流程	操作步骤	要点说明
1. 准备	(1)环境准备、照护员准备和用物准备。 (2)评估:评估老年人意识、呼吸和颈动脉搏动。 (3)呼救	(1)评估环境,注意自身安全。 (2)若老年人意识丧失和颈动脉搏动消失,立即开始急救。 (3)一人在场,先呼救再施救;两人或多人在场,一人呼救,其他人急救。 (4)呼救说清楚地点、伤者的情况和联系电话

续表

操作流程	操作步骤	要点说明
2. 操作	(1) 胸外心脏按压(C)。 ① 按压部位：胸部正中胸骨下半部，两乳头连线中点的胸骨处或剑突上二横指处。 ② 胸外按压方法：救护者一只手的掌根部紧贴按压部位，另一只手掌根叠放其上，两手手指交叉相扣，手指尽量向上，避免触及胸壁和肋骨，救护者身体稍前倾，双肩在患者胸骨正上方，肩、肘、腕关节呈一条直线，按压时以髋关节为支点，应用上半身的力量垂直向下用力快速按压。 ③ 按压的频率和深度：按压频率每分钟100～120次，胸骨下陷5～6 cm	(1) 按压和放松所需时间相等，要保证每次按压后胸部回弹到正常位置，手掌根部不能离开胸壁。 (2) 现场如果有自动除颤仪，从胸外心脏按压开始心肺复苏，并尽快在3～5 min内使用自动除颤仪。 (3) 多个按压者，可每2 min更换按压者，换人时间应在5 s内，尽量减少中断按压的时间
	(2) 开放气道(A)。 首先检查并清除患者口腔中分泌物、呕吐物、固体异物、义齿等，解开衣领、领带和裤带。然后打开气道，常用方法有： ① 仰头提颏法：适用于没有头和颈部创伤的老年人。方法是用一手的食指、中指两指抬起下颏，将另一手掌置患者前额用力向下推，两者合力使头后仰，使下颌角和耳垂的连线与地面成90°。 ② 托颈压额法：患者平卧位，救护者站在患者一侧，用一手置于患者前额向下压，另一只手放在其颈后部向上用力使头后仰。 ③ 双手托颌法：此法用于疑似头、颈部创伤的患者，救护者站在患者头部，肘部放置在患者头部两侧，双手同时将患者两侧下颌角托起，将下颌骨前移，使其头后仰	使用仰头提颏法需注意避免用拇指抬下颏，勿用力压迫下颏部软组织，否则有可能造成气道梗阻
	(3) 口对口人工呼吸。 ① 救护者用压于患者前额的手的拇指和食指捏住患者两侧鼻翼，张开口紧贴患者口部，以封闭患者的口周围。吹气量以患者胸廓隆起为宜。每次吹气量约为400～600 mL。 ② 吹气完毕，救护者头稍抬起并侧转换气，同时松开捏鼻翼的手，让患者的胸廓及肺依靠其弹性自动回缩，排出肺内的二氧化碳。连续吹气2次，每次吹气时间持续1 s以上。 ③ 吹气频率14～16次/min	当患者口周有外伤或牙关紧闭、张口困难时，可用口对鼻人工呼吸。救护者深吸气后以口唇紧密封罩住患者鼻孔周围，用力向鼻孔内吹气，吹气时应用手将患者颏部上推，使上下唇合拢，呼气时救护者口离开鼻子
	(4) 判断复苏效果。 ① 意识：复苏有效时，可见患者有眼球运动，睫毛反射与对光反射出现，甚至手脚开始抽动，发出呻吟等。 ② 肤色：复苏有效时，可见面色及口唇由发绀转为红润。如若变为灰白，则说明复苏无效。 ③ 颈动脉搏动：颈动脉搏动恢复。	(1) 出现下列情况时可终止心肺复苏术： ① 恢复有效的自主循环和自主呼吸。 ② 由更专业的生命支持抢救小组接手。 ③ 医生确认已死亡。 ④ 继续复苏将对患者自身安全产生危险。 (2) 告诉老年人应积极治疗原发疾病，注意诱因，减少心律失常和猝死的发生。 (3) 做好家属的心理照护等

续表

操作流程	操作步骤	要点说明
	④ 呼吸：出现较强的自主呼吸,说明复苏有效。 ⑤ 瞳孔：复苏有效时,可见瞳孔由大变小,同时出现对光的反应。 复苏成功后,转运到医院继续治疗。 复苏未成功,做好尸体料理,安抚家属	
3. 整理	(1) 整理用物,将物品放回原处。 (2) 洗手	采用七步洗手法洗手
4. 记录	记录老年人姓名、抢救时间、抢救效果、救护者签名	记录及时、准确、完整、清晰

四、评价

1. 动作迅速、准确、有效,操作流程规范有序。
2. 按压部位正确,力度适宜,有效施救,无严重并发症。

五、操作目的及注意事项

(一) 操作目的

1. 正确识别心脏骤停者的临床表现。
2. 正确抢救心脏骤停的老年人。

(二) 注意事项

1. 口对口吹气量不宜过大,胸廓稍起伏即可,过大会引起急性胃扩张、胃胀气或呕吐。吹气过程中要注意观察老年人气道是否通畅,胸廓是否起伏。
2. 胸外心脏按压术只能在心脏停止跳动的情况下才能施行。
3. 口对口吹气和胸外心脏按压术应同时进行,严格按吹气和按压的比例操作,吹气和按压的次数过多或过少均会影响复苏的效果。
4. 胸外心脏按压的位置必须准确,否则易造成并发症,损伤其他脏器。按压力度要适宜,过大、过猛容易使胸骨骨折,引起气胸、血胸;按压力度过轻,胸腔压力小,不足以推动血液循环。
5. 照护员应避免在按压间隙倚靠在老年人胸壁上,以便每次按压后胸廓充分回弹。
6. 施行心肺复苏术时,应将患者衣扣及裤带解松。
7. 每次按压前均应重新定位胸外按压点,每次呼吸前应重新开放气道。
8. 按压与人工呼吸的次数比例为30∶2。

任务二　老年人异物卡喉应对

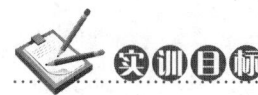 **实训目标**

◇ 技能目标

正确应对老年人异物卡喉,保证操作过程规范、安全。

◇ 知识目标

掌握老年人异物卡喉应对的操作目的和注意事项。

◇ 素质目标

1. 具有细致入微的观察力,科学、严谨的工作态度。

2. 具有紧急救护意识。

3. 一切以老年人为中心,做到尊老、爱老。

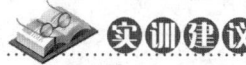 **实训建议**

1. 采用"理实一体"的教学方法,情景案例导入,情景模拟,教师示教操作程序,演示操作过程,展现真实场景,注意强调危险因素,讲解注意事项。

2. 学生分组进行情景模拟,练习操作过程,训练紧急救护意识,同时体现人文关怀,提升职业素养和职业能力。

 **学时建议**

1学时。

 **实训实施**

情景导入

董奶奶,68岁,入住养老机构。今日其儿子带着小孙女来养老机构看望董奶奶,其儿子找照护员了解董奶奶近期情况,小孙女将自己的果冻给奶奶吃,结果果冻卡在了董奶奶喉部,董奶奶的脸涨得通红并很快面色青紫、双眼圆睁、双手乱抓喉部,表情极为痛苦。正好照护员和儿子回来看到这一幕,照护员立即判断董奶奶发生了噎食的情况。

工作任务:

假如你是董奶奶的照护员,请按照紧急救助的原则立即为董奶奶实施异物卡喉应对,取出喉部异物。

一、评估

评估老年人的意识状态是否清醒,迅速判断老年人是否出现异物卡喉的"V型"手。

二、计划

(一)环境准备

环境应安全,适合抢救。

(二)照护员准备

着装整洁,无长指甲,未佩戴首饰。

(三)用物准备

物品摆放合理,避免污染,用物准备见表3-3。

表3-3 用物准备

序号	物品名称	数量	序号	物品名称	数量
1	海姆立克模拟人	1个	3	笔	1支
2	免洗洗手液	1瓶	4	记录单	1份

三、实施

(一)针对清醒老年人

针对清醒老年人,实施过程见表3-4。

表3-4 针对清醒老年人实施过程

操作步骤	沟通内容
1. 识别 (1)异物落入气道后,老年人的手会不由自主地呈V字状,紧贴于颈前喉部,目光恐惧,这种V型手被视为异物落入气道后的特征性表现,也称为海姆立克征。 (2)若异物较小,气道未被完全阻塞,老年人会有刺激性呛咳、喘气、呼吸困难等表现;若异物较大,将气道完全阻塞,老年人会表现为"三不一面色",即不能咳嗽、不能呼吸、不能说话,面色由于缺氧变得青紫或发绀。 (3)识别出这些表现后,迅速询问	董奶奶,您是不是被呛住了?(若老年人点头示意,立即进行施救)
2. 采取正确站姿 (1)照护员:站在老年人身后,下肢呈弓箭步,用大腿根处抵住老年人的臀部。 (2)老年人:身体站直,双脚左右分开,弯腰,头部前倾	董奶奶,请您站直身体,双脚左右分开,弯腰,头部前倾

续表

操作步骤	沟通内容
3. 双手环抱施救 手势：一手握空心拳，拳眼向内，另一只手握住该拳。 位置：腹部正中线，脐上两横指。向后、向上快速地用力挤压3～5次	
4. 观察 观察老年人口腔内异物是否排出，若排出，及时清理口腔，若未排出，继续重复以上动作，直至异物排出。若老年人因时间过长，出现心跳或呼吸停止的情况，应实施心肺复苏术	

（二）针对意识不清老年人

针对意识不清老年人，实施过程见表3-5。

表3-5 针对意识不清老年人实施过程

操作步骤	注意事项
不能站立的老年人，就地仰卧，头偏向一侧，照护员两腿分开跪于其大腿外侧，双手叠放用手掌根顶住腹部（脐部上方），有冲击性地、快速地向后上方压迫，然后打开下颌，如异物已被冲出，迅速掏出清理	对于极度肥胖的噎食老年人，应采用胸部冲击法，姿势不变，将左手的虎口贴在胸骨下端，不要偏离胸骨，以免造成肋骨骨折

四、评价

1. 动作迅速、准确、有效。
2. 冲击部位正确，频率正确，以免造成并发症。

五、操作目的及注意事项

（一）操作目的

抢救气道梗阻的老年人。

（二）注意事项

1. 定位应准确，防止造成肋骨骨折而损伤胸腹腔内的脏器。
2. 挤压方向应正确，为内上方。

任务三　老年人烫伤应对

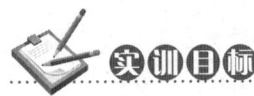

◇ 技能目标
学会为老年人进行烫伤应对，保证操作过程规范、安全。
◇ 知识目标
掌握老年人烫伤应对的操作目的和注意事项。
◇ 素质目标
1. 具有高度责任心和科学、严谨的工作态度，操作熟练、耐心细致。
2. 对老年人关心体贴，敬老、孝老、爱老。
3. 具有临危不乱、紧急救护意识。

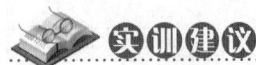

1. 采用"理实一体"的教学方法，情景案例导入，情景模拟，教师示教操作程序，演示操作过程，展现真实场景，注意强调危险因素，讲解注意事项。
2. 学生分组进行情景模拟，练习操作过程，训练沟通技巧，体现人文关怀，提升职业素养和职业能力。

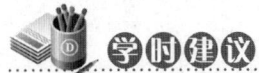

1学时。

情景导入

李爷爷，75岁，独立性强，喜欢找活干，闲不下来，不喜欢麻烦别人。晚上睡觉前，李爷爷准备洗脚，不小心打翻床边的热水瓶，右手手掌Ⅰ度烫伤，内心非常自责，觉得自己无用，给身边人的带来了麻烦。按照照护计划，照护员需要为李爷爷进行手掌烫伤处理。

工作任务：
假如你是李爷爷的照护员，请立即为李爷爷实施烫伤处理。

一、评估

询问并查看伤情，礼貌地称呼并向老年人解释要评估的内容，安慰老年人。

项目三 老年人应急救护技术

二、计划

(一)环境准备

环境应干净整洁,光线明亮,温度、湿度适宜。

(二)照护员准备

着装整洁,无长指甲,未佩戴首饰,已洗手。

(三)用物准备

物品摆放合理,避免污染,用物准备见表3-6。

表3-6 用物准备

序号	物品名称	数量	序号	物品名称	数量
1	治疗车	1辆	7	小毛巾	1条
2	大治疗盘	1个	8	笔	1支
3	免洗洗手液	1瓶	9	记录单	1份
4	烫伤膏	1瓶	10	医疗垃圾桶	1个
5	大棉签	若干	11	生活垃圾桶	1个
6	水盆(内盛冷水)	1个			

三、实施

实施过程见表3-7。

表3-7 实施过程

操作步骤	沟通内容
1. 检查 (1)迅速到达现场,协助老年人脱离危险环境。 (2)检查老年人伤情,包括烫伤面积、深度等	李爷爷,您烫着手了,我来帮您检查一下,面积0.75%,深度伤及表皮,皮肤颜色发红,无水疱,您这是Ⅰ度烫伤
2. 冷却治疗 照护员将老年人烫伤部位浸泡于冷水中30 min,期间注意观察老年人的反应,同时注意保暖	李爷爷,我马上为您进行冷却治疗,冷却治疗有降温、止痛、消肿、防止起水疱的作用,可以缓解您的疼痛。一会儿,需要将您的手放在冷水中浸泡30 min,请您配合我好吗?如果有什么不舒服,请您及时告诉我。 李爷爷,把您的右手放在冷水里(冷水必须没过受伤部位)。 现在,疼得轻一点了吗?给您披上一件外套,以免着凉。 李爷爷,30 min到了,您觉得好点了吗
3. 涂抹烫伤膏 小毛巾擦干右手水渍,棉签蘸取烫伤膏,涂抹于烫伤部位,涂抹面积需大于烫伤面积	李爷爷,您用左手托住右手,我用毛巾给您擦干右手手掌水渍。 李爷爷,我现在给您涂抹烫伤膏(涂抹面积大于烫伤面积)。李爷爷,您不用担心,烫伤处3~5天就可以痊愈

续表

操作步骤	沟通内容
4. 整理用物 (1) 整理床单位。 (2) 整理用物	李爷爷,我现在扶您到床上休息,好吗?给您盖好盖被,拉好床挡(摇高床头 30°~50°)。 李爷爷,您先休息一会,稍后我会通知医生来看您,您看您还有什么别的需要吗?您这样躺着舒服吗?呼叫器还是给您放枕边了,有事您按铃。李爷爷,那您先好好休息,我先出去了
5. 洗手、记录 (1) 洗手。用七步洗手法洗手。 (2) 记录。记录老年人烫伤的时间、部位、面积、程度、处理方法、老年人感受	

四、评价

1. 操作正确、安全、规范。
2. 有效、快速地为老年人实施烫伤处理。
3. 照护员与老年人进行有效沟通,老年人理解并配合,无冻伤、受凉等情况发生。

五、操作目的及注意事项

(一) 操作目的

处理老年人Ⅰ度烫伤情况。

(二) 注意事项

1. "冷却治疗"在烫伤后应立即进行。
2. 浸泡时间越早(5 min 内),水温越低(不能低于 5 ℃),效果越好,注意避免冻伤。
3. 若烫伤部位非手足,"冷却治疗"时,将受伤部位用毛巾包好,再向毛巾上浇水或用冰块冷敷。
4. 烫伤处若水疱已破,不可浸泡,以防感染,可用无菌纱布或干净手帕包裹冰块冷敷烫伤处周围,并立即报告就医。
5. 若穿衣服或鞋袜部位被烫伤,不要着急脱去被烫部位的鞋袜或衣裤,以免造成表皮脱落,应先用冷水隔着衣裤或鞋袜浇到伤处后,再脱去鞋袜或衣裤,然后再进行"冷却治疗"。

任务四　老年人摔伤后的初步处理

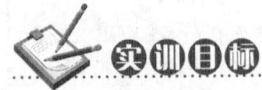 实训目标

◇ 技能目标
能对摔伤后的老年人进行初步处理。

◇ 知识目标

掌握老年人摔伤急救的处理方法,掌握急救冷敷法。

◇ 素质目标

1. 具有高度责任心,科学、严谨的工作态度,操作熟练、耐心细致。

2. 对老年人关心体贴,敬老、孝老、爱老。

1. 采用"理实一体"的教学方法,情景案例导入,情景模拟,教师示教操作程序,演示操作过程,展现真实场景,注意强调危险因素,讲解注意事项。

2. 学生分组进行情景模拟,练习操作过程,训练沟通技巧,体现人文关怀,提升职业素养和职业能力。

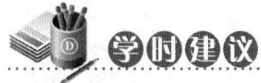

1学时。

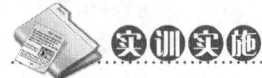

> **情景导入**
>
> 孙爷爷,70岁,摔倒后自行站起来呼叫照护员,照护员赶到现场问其有何不适,老年人神色焦急,主诉左脚踝疼痛、肿胀,检查脚部无伤口。
>
> 工作任务:
>
> 假如你是孙爷爷的照护员,请立即为孙爷爷进行摔伤后的初步处理。

一、评估

(一) 评估内容

评估老年人的意识状态、摔伤经过、受伤情况等,告知冷敷的目的。

(二) 实施评估

照护员立即赶往现场,与老年人沟通。

照护员:孙爷爷,您摔到哪儿了?

老年人:左脚踝。

照护员:您还有其他地方不舒服吗?

老年人:没有了。

照护人员:那您现在能站起来吗?

老年人:可以。

照护员:好的,孙爷爷,那我先扶您躺到床上,您别担心,我先给您检查一下。

老年人：好的。

照护员：孙爷爷,我给您检查了一下,没有畸形,没有骨折,只是左脚踝有轻微的擦伤,我给您包扎一下。

照护员：请您稍等一下,我去准备用物。

老年人：好的。

二、计划

(一) 环境准备

环境应干净整洁,光线明亮,温度、湿度适宜。

(二) 照护员准备

着装整洁,无长指甲,未佩戴首饰,已洗手。

(三) 老年人准备

老年人平卧于床上,理解并配合照护员操作。

(四) 用物准备

物品摆放合理,避免污染,用物准备见表3-8。

表3-8　用物准备

序号	物品名称	数量	序号	物品名称	数量
1	治疗车	1辆	8	软枕	1个
2	大治疗盘	1个	9	冷敷标签	若干
3	免洗洗手液	1瓶	10	笔	1支
5	一次性医用冰袋	1个	11	记录单	1份
6	毛巾	1条	12	医疗垃圾桶	1个
7	一次性治疗巾	1张	13	生活垃圾桶	1个

三、实施

实施过程见表3-9。

表3-9　实施过程

操作步骤	沟通内容
1. 核对告知 (1) 推治疗车放在老年人床尾。 (2) 垫高老年人左脚踝。	孙爷爷,用物我已经准备好了,我先在您左脚踝下方垫一个软枕,同时在软枕上铺一层治疗巾
2. 冰敷处理 (1) 找到一次性医用冰袋里面的液体包,用力捏破内袋,3 s内即可制冷,并上下抖动使内容物充分混合,冰袋会在2 min内降至0℃~5℃。 (2) 将降温后的冰袋用毛巾包好冷敷在患处。 (3) 在冷敷标签上注明老年人姓名、冷敷部位和时间,贴于冰袋外裹毛巾处。	孙爷爷,我将这个冰袋放到您的左脚踝处,您有没有感觉疼痛减轻了呢？冰敷时间需要20 min,您如果有任何不舒适的请及时告诉我

续表

操作步骤	沟通内容
3．整理记录 （1）20 min 后取下冰袋和毛巾，撤去治疗巾。协助老年人取舒适体位。 （2）用七步洗手法洗手。记录老年人姓名、冷敷部位、冷敷时间、局部皮肤情况	孙爷爷，20 min 时间到了，您感觉疼痛减轻了吗？我帮您撤去冰袋，您的脚踝处皮肤完好，放心吧！我协助您取舒适体位，您还有其他需要吗？没有的话呼叫器放在您的枕头边上了，有什么事就按铃叫我，我先出去了

四、评价

1．熟悉操作流程，操作步骤准确。
2．动作轻柔，体现人文关怀。
3．达到预期目标。

五、操作目的及注意事项

（一）操作目的

为摔伤后的老年人组织损伤部位进行冷敷止痛、消肿等。

（二）注意事项

1．检查冰袋有无破损。
2．冷敷部位抬高制动。
3．冷敷过程中密切观察老年人的反应。
4．冷敷时间不超过 20 min。

任务五　老年人外伤初步止血

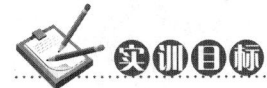

◇ 技能目标
学会为老年人进行外伤止血包扎，保证操作过程规范、安全。
◇ 知识目标
掌握老年人外伤初步止血包扎的操作目的和注意事项。
◇ 素质目标
1．具有高度的责任心，科学、严谨的工作态度，操作熟练、耐心细致。
2．对老年人关心体贴，敬老、孝老、爱老。

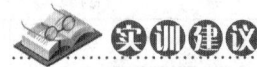 实训建议

1. 采用"理实一体"的教学方法,情景案例导入,情景模拟,教师示教操作程序,演示操作过程,展现真实场景,注意强调危险因素,讲解注意事项。

2. 学生分组进行情景模拟,练习操作过程,训练沟通技巧,体现人文关怀,提升职业素养和职业能力。

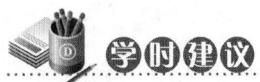 学时建议

1学时。

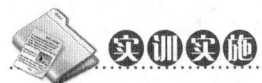 实训实施

情景导入

赵奶奶,88岁,摔倒后呼叫照护员。照护员赶到现场问其摔伤情况,老年人表现焦急,主诉右侧肘部伤口处疼痛、出血,须包扎止血,无其他不适。

工作任务:

假如你是赵奶奶的照护员,请立即为赵奶奶进行外伤止血、包扎。

一、评估

(一) 评估内容

询问老年人并查看伤情,礼貌地称呼并向老年人解释要评估的内容。

(二) 实施评估

照护员立即赶往现场,与老年人沟通。

照护员:赵奶奶,您摔到哪儿了?

老年人:胳膊。

照护员:那您现在能站起来吗?

老年人:可以。

照护员:好的,赵奶奶,那我先扶您站起来,坐到椅子上,您别担心,我先给您检查一下。

老年人:好的。

照护员:赵奶奶,我给您检查了一下,没有畸形,没有骨折,只是肘关节有轻微的擦伤,我给您包扎一下。

照护员:请您稍等一下,我去准备用物。

二、计划

(一)环境准备

环境应干净整洁,光线明亮,温度、湿度适宜。

(二)照护员准备

着装整洁,无长指甲,未佩戴首饰,已洗手并佩戴口罩。

(三)老年人准备

了解操作目的、方法、注意事项及配合要点,取坐位,情绪稳定。

(四)用物准备

物品摆放合理,避免污染,用物准备见表3-10。

表3-10 用物准备

序号	物品名称	数量	序号	物品名称	数量
1	治疗车	1辆	7	医用胶布	1卷
2	弹性绷带或纱布绷带	2卷	8	剪刀	1把
3	小治疗盘	1个	9	快速手消毒液	1瓶
4	外伤包扎纱布	1包	10	笔	1支
5	碘伏	1瓶	11	记录单	1份
6	棉签	1包			
要求:用物摆放合理,均在有效期内					

三、实施

实施过程见表3-11。

表3-11 实施过程

操作步骤	沟通内容
1. 备齐用物 携用物至老年人身旁	赵奶奶,用物准备好了,我现在开始给您包扎
2. 消毒 用棉签蘸消毒液消毒擦伤部位皮肤2遍(消毒面积大于受伤面积,避免感染),待干,准备医用胶布	赵奶奶,我先给您消毒一下皮肤,我会很小心
3. 纱布覆盖 敷医用纱布,用医用胶布固定	赵奶奶,我先给您敷一层纱布,覆盖一下伤口
4. 缠绷带 "8"字绷带包扎法包扎,包扎时肢体呈功能位,绷带卷轴在上,包扎起始处应将绷带头压好,环形包扎两圈,以免松脱,自远心端开始,在伤口上下方将绷带由下向上,再由上而下,重复做"8"字旋转缠绕,下周应遮盖上周的1/3或1/2,包扎结束时绕两周固定,包扎完毕,用胶布粘贴或撕开绷带末端打结,打结部位在肢体外侧,避开伤口及隆突处	赵奶奶,再给您缠一下绷带,您感觉这个松紧度可以吗

续表

操作步骤	沟通内容
5. 检查巡视 观察老年人伤口出血情况、纱布渗血情况,老年人包扎皮肤反应,并了解老年人有无其他不适	赵奶奶,我看一下您的伤口有没有渗血,手指血液循环情况,您还有其他不舒服的地方吗
6. 整理用物 协助老年人取舒适体位	赵奶奶,我已经给您包扎好了,您先坐这儿休息一下,有什么事就叫我,我会及时赶过来的
7. 洗手、记录 (1) 洗手。 (2) 记录老年人姓名、包扎部位、包扎方法、时间、局部皮肤情况	

四、评价

1. 用力均匀,动作熟练。
2. 包扎牢固、舒适、整洁、美观。

五、操作目的及注意事项

(一) 操作目的

压迫止血,保护伤口,减少污染,减轻疼痛。

(二) 注意事项

1. 毛细血管出血量少时,污染伤口可用流动清水冲洗。
2. 大血管出血量大时,加压止血的同时应立即报告并就医处理。
3. 止血时应注意观察伤口远端皮肤,若发现皮肤有发绀或者是温度下降,应立即停止并报告医生。
4. 包扎时要保持肢体功能位。
5. 包扎要松紧适宜,既要起到加压包扎的作用,也要保障有效的血液循环。

任务六　老年人骨折后的初步固定

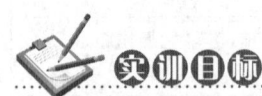 实训目标

◇ 技能目标
能进行老年人骨折后的初步固定,保证操作过程规范、安全。
◇ 知识目标
掌握骨折常用包扎固定方法。
◇ 素质目标
1. 具有高度责任心,科学、严谨的工作态度,操作熟练、耐心细致。
2. 对老年人关心体贴,敬老、孝老、爱老。

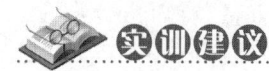 **实训建议**

1. 采用"理实一体"的教学方法,情景案例导入,情景模拟,教师示教操作程序,演示操作过程,展现真实场景,注意强调危险因素,讲解注意事项。

2. 学生分组进行情景模拟,练习操作过程,训练沟通技巧,体现人文关怀,提升职业素养和职业能力。

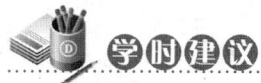 **学时建议**

1学时。

 **实训实施**

情景导入

潘奶奶,76岁,摔倒后右侧手掌着地,照护员赶到现场询问其摔伤情况,观察右侧腕部呈餐叉样畸形,腕部表面皮肤无擦伤和伤口,老年人意识清楚,焦虑,主诉右侧腕部剧痛难忍、肿胀,疑似腕部骨折,须包扎固定,无其他不适。

工作任务:

假如你是潘奶奶的照护员,请为潘奶奶进行腕部骨折固定。

一、评估

(一) 评估内容

询问老年人并查看伤情,礼貌地称呼,并向老年人解释要评估的内容。

(二) 实施评估

照护员立即赶往现场,与老年人沟通。

照护员:潘奶奶,您摔到哪儿了?

老年人:手腕。

照护员:您还有其他不适的地方吗?

老年人:没有了。

照护员:那您现在能站起来吗?

老年人:可以。

照护员:好的,潘奶奶,那我先扶您回房间坐下,坐到椅子上,您别担心,我先给您检查一下。

老年人:好的。

照护员:潘奶奶,您这疼吗?(照护员指手腕)

老年人:疼。

照护员：那您能动一下手指吗？

老年人：动不了。

照护员：潘奶奶，我给您检查了一下，您腕部骨折，没有皮肤的擦伤，我需要给您进行包扎固定。

照护员：请您稍等一下，我去准备用物。

二、计划

(一) 环境准备

环境应干净整洁，光线明亮，温度、湿度适宜。

(二) 照护员准备

着装整洁，无长指甲，未佩戴首饰，已洗手。

(三) 老年人准备

了解操作目的、方法、注意事项及配合要点，取坐位，情绪稳定。

(四) 用物准备

物品摆放合理，避免污染，用物准备见表3-12。

表3-12 用物准备

序号	物品名称	数量	序号	物品名称	数量
1	治疗车	1辆	7	医用胶布	1卷
2	弹性绷带或纱布绷带	2卷	8	剪刀	1把
3	小治疗盘	1个	9	夹板	2块
4	外伤包扎纱布	1包	10	快速手消毒液	1瓶
5	三角巾	1片	11	笔	1支
6	棉垫	1个	12	记录单	1份
要求：用物摆放合理，均在有效期内。					

三、实施

实施过程见表3-13。

表3-13 实施过程

操作步骤	沟通内容
1. 备齐用物 携用物至老人身旁	潘奶奶，用物准备好了，我现在开始给您包扎
2. 夹板固定 取两块夹板分别置于手腕掌侧和背侧，其长度超过肘关节和腕关节	潘奶奶，您用左手托住右手腕部放在胸前，我给您放置夹板固定一下
3. 绷带固定 (1) 先利用短绷带固定肘关节处，打结固定。	潘奶奶，我再给您缠一下绷带，先帮您固定肘关节，再帮您固定腕关节，您感觉这个松紧度可以吗

续表

操作步骤	沟通内容
(2)腕关节采用"8"字绷带包扎法,在伤口上下方,将绷带由下向上,再由上而下,重复做"8"字旋转缠绕,下周应遮盖上周的1/3或1/2,包扎结束时绕两周固定,包扎完毕,绷带末端打结,打结部位在肢体外侧,避开伤口及隆突处	
4. 三角巾悬吊 用三角巾悬吊于胸前,固定于胸前功能位。使用三角巾时,露出患肢手指末端,颈部垫小棉垫,整理三角巾肘关节处的顶角,用医用胶布固定或者打结处理	潘奶奶,已经给您包扎固定好了,您先坐这休息一下,我去向医护人员报告,有什么事就叫我,我会及时赶过来的
5. 整理用物 安置老年人于舒适体位	
6. 洗手、记录 (1)洗手。用七步洗手法洗手。 (2)记录。记录老年人姓名、固定部位、方法、时间、局部情况	

四、评价

1. 固定范围正确(超过骨折的上、下两个关节)。
2. 包扎松紧适宜,衬垫放置位置正确,老年人伤肢血液循环良好。

五、操作目的及注意事项

(一)操作目的

保护、固定骨折部位,避免再次损伤。

(二)注意事项

1. 固定时,四肢尽量固定于功能位,上肢固定于屈肘位,下肢固定于伸直位。
2. 夹板不应与皮肤直接接触,应加衬垫。
3. 夹板长度要超过骨折处上、下两个关节。
4. 固定松紧,要适宜露出指(趾)末端,随时进行血运观察。
5. 固定的伤侧肢体要抬高、保暖、制动,并尽快转运。

任务七　老年人骨折后的搬运

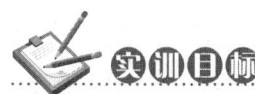 实训目标

◇ 技能目标

能配合医护人员正确、安全地搬运骨折老年人。

◇ 知识目标

掌握骨折老年人的常用搬运方法。

◇ 素质目标

1. 具有高度责任心,科学、严谨的工作态度,操作熟练、耐心细致。

2. 对老年人关心体贴,敬老、孝老、爱老。

3. 具有爱伤观念。

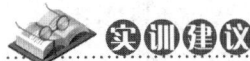

1. 采用"理实一体"的教学方法,情景案例导入,情景模拟,教师示教操作程序,演示操作过程,展现真实场景,注意强调危险因素,讲解注意事项。

2. 学生分组进行情景模拟,练习操作过程,训练沟通技巧,体现人文关怀,提升职业素养和职业能力。

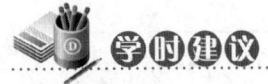

1学时。

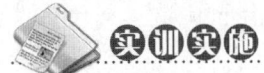

> **情景导入**
>
> 秦奶奶,83岁,摔倒后自觉腰痛明显,呼叫照护员。照护员赶到现场问其摔伤情况,观察老年人身上皮肤无损伤,意识清楚,主诉腰痛明显,疑似腰椎骨折。
>
> 工作任务:
>
> 假如你是秦奶奶的照护员,请协助医护人员转运老年人。

一、评估

(一) 评估内容

询问老年人并查看伤情,礼貌地称呼并向老年人解释要评估的内容。

(二) 实施评估

照护员立即赶往现场,与老年人沟通。

照护员:秦奶奶,您摔到哪儿了?

老年人:腰部。

照护员:那您其他地方疼吗?(照护员检查头部、胸部、上肢、下肢)

老年人:没有了,只有腰疼。

照护员:秦奶奶,您可能是腰椎骨折,您先躺着不要动,我叫医护人员一起将您抬到担架上送去做检查。

老年人：好的。

二、计划

(一)环境准备

环境应干净整洁,光线明亮,温度、湿度适宜。

(二)照护员准备

着装整洁,无长指甲,未佩戴首饰,已洗手。

(三)老年人准备

老年人理解配合,平卧于原地,不可随意移动。

(四)用物准备

用物准备见表3-14。

表3-14 用物准备

序号	物品名称	数量	序号	物品名称	数量
1	担架	1辆	4	笔	1支
2	软枕	3个	5	记录单	1份
3	绷带	2卷			

三、实施

实施过程见表3-15。

表3-15 实施过程

操作步骤	沟通内容与注意事项
1. 立即报告 报告医护人员,或拨打急救电话	医生,您好,秦奶奶不慎摔倒,疑似腰椎骨折,请您和其他同事带着担架立即赶来
2. 放置担架 医护人员到场后,将担架平行放置于老年人身边,如果是布质担架,则在担架上放置硬板,老年人躺下后腰部位置垫一个小枕头	
3. 搬运老人 在医护人员指导下,位于老年人头部的照护员甲托起老年人头颈部,位于老年人同一侧的照护员乙和丙一个托起老年人胸部和腰部,另一个托起老年人臀部、大腿部,位于老年人脚侧的照护员丁托起老年人的膝关节、小腿部。 由照护员甲喊口令"开始",四人同时用力共同抬起老年人,一起将老年人平托移到担架上,腰部疼痛部位垫压小枕头	甲站在头端,您托起秦奶奶的头颈部;乙您托起秦奶奶的胸部和腰部,丙您托起秦奶奶臀部和大腿部,丁您托起奶奶的膝关节和小腿部。 甲喊"开始",我们一起用力将秦奶奶抬到担架上。 开始

续表

操作步骤	沟通内容与注意事项
4. 固定 老年人身体两侧用枕头塞紧,用绷带绕担架 2 圈固定	
5. 搬运 照护员配合医护人员将担架抬到指定位置,老年人头部向后,足部向前,随时观察老年人的反应	秦奶奶,您不用担心,我们现在送您去检查
6. 整理用物 (1) 洗手。用七步洗手法洗手。 (2) 记录。记录老年人姓名、疑似骨折部位、搬运方法、搬运时间、局部情况	

四、评价

1. 操作正确、安全、规范。
2. 老年人理解、配合。

五、操作目的及注意事项

(一) 操作目的

运送疑似胸、腰椎骨折的老年人检查、治疗等。

(二) 注意事项

1. 老年人疑似腰椎骨折后,嘱老年人平卧于原地,不要随意移动和活动。
2. 搬运老年人上下担架时,照护员应按口令同时用力,保持平稳,减少意外伤害的发生。
3. 用担架搬运老年人时,老年人头部向后,足部向前,后面抬担架的人,可以随时观察老年人的情况变化。
4. 抬担架人脚步行动要一致,前面的人抬左脚,后面的人抬右脚,平稳前进。
5. 向高处抬时(如过台阶、上坡时),前面的人要放低,后面的人要抬高,以使老年人保持水平状态;向低处抬时(如下台阶、下坡时)则相反。

项目四　老年常见病的照护技术

任务一　老年人吸痰照护

实训目标

◇ 技能目标

学会为老年人进行吸痰照护,严格遵循无菌技术要求,保证操作过程准确无误。

◇ 知识目标

掌握老年人吸痰照护的操作目的和注意事项。

◇ 素质目标

1. 具有高度的责任心,科学、严谨的工作态度,操作熟练、耐心细致。
2. 对老年人关心体贴,敬老、孝老、爱老。

实训建议

1. 采用"理实一体"的教学方法,情景案例导入,情景模拟,教师示教操作程序,演示操作过程,展现真实场景。演示之后教师注意强调危险因素,讲解注意事项。
2. 学生分组进行情景模拟,练习操作过程,训练沟通技巧,体现人文关怀,提升职业素养和职业能力。

学时建议

2学时。

实训实施

情景导入

张奶奶,73岁,1个月前外出受凉后出现发热情况,体温最高38.5℃,伴畏寒,咳嗽咳痰,医生给予输液治疗3天,体温下降,症状好转。1周前无明显诱因出现咳嗽、咳痰,胸痛伴气短来院就诊。胸片显示双下肺感染,左侧明显,医生嘱张奶奶住院治疗,张奶奶主诉痰液黏稠,咳出困难。

> 工作任务：
> 假如你是张奶奶的照护员，请为张奶奶实施吸痰法，解决其痰液无法自行咳出的问题。

一、评估

(一) 评估内容

评估老年人的病情、意识、治疗情况、全身状况、心理状态及合作程度，评估老年人的血氧饱和度等。

(二) 实施评估

轻敲房门，经老年人允许后进入房间。

照护员：张奶奶，您好，我是您的照护员李娜，请告诉我您的房间号、床号和姓名好吗？

老年人：303房间8床，张红。

照护员：张奶奶，您好！今天休息得好吗？

老年人：挺好的。

照护员：张奶奶，听说您痰液有些黏稠，排出不畅，遵医嘱现在要为您进行吸痰，以帮助您排痰。通过吸痰可以清除您气管内的分泌物，保持您的呼吸通畅，对预防呼吸系统疾病是有好处的，吸痰是不会对您造成伤害的，所以您不用担心，吸完痰之后您气管里的痰液就都排出来了，您也会更舒服一些。张奶奶，现在需要协助您去卫生间吗？

老年人：不需要。

照护员：张奶奶，请您稍等，我去准备一下用物。

老年人：好的。

二、计划

(一) 环境准备

环境应干净整洁，光线明亮，温度、湿度适宜。

(二) 照护员准备

着装整洁，无长指甲，未佩戴首饰，已洗手并佩戴口罩。

(三) 老年人准备

老年人平卧于床上，头偏向照护员一侧。

(四) 用物准备

用物准备见表4-1。

表 4-1　用物准备

序号	物品名称	数量	序号	物品名称	数量
1	治疗车	1辆	11	无菌手套	1包
2	治疗盘	1个	12	电动吸痰器	1台
3	弯盘	2个	13	听诊器	1个
4	治疗碗	2个	14	棉签	1包
5	一次性无菌吸痰管	数根	15	免洗洗手液	1瓶
6	无菌纱布	数块	16	笔	1支
7	无菌血管钳	1把	17	记录单	1份
8	压舌板	2根	18	医疗垃圾桶	1个
9	开口器	2个	19	生活垃圾桶	1个
10	无菌生理盐水	1瓶			

要求：在准备时，检查电动吸痰器装置，负压刻度清晰、各部件衔接良好，无松动、脱落等异常情况，一次性无菌吸痰管型号合适，包装完好、无破损，在有效期内；必要时准备开口器；物品摆放合理，避免污染。

三、实施

实施过程见表 4-2。

表 4-2　实施过程

操作步骤	沟通内容
1. 核对告知 (1) 推清洁干燥治疗车放在床头。 (2) 摆放老年人体位：侧卧位，面向照护员	张奶奶，用物准备好了，我们可以开始了吗？请您将头转向我这一侧
2. 准备吸引器 接通电源，打开开关，检查电动吸痰器性能，调节负压	张奶奶，我准备一下电动吸痰器
3. 检查口腔、鼻腔 检查老年人口腔和鼻腔情况，取下活动义齿，昏迷老年人可使用压舌板或开口器帮助开口检查	张奶奶，您张口，我再看一下您的鼻腔和口腔情况，鼻中隔无偏曲，鼻腔、口腔黏膜完好，无出血，无感染
4. 连接吸引器 戴手套，连接吸痰管，根据老年人情况及痰液黏稠度调节负压至 40~53.3 kPa，用生理盐水试吸，检查导管是否通畅	
5. 实施吸痰 (1) 照护员一手反折吸痰管末端，另一手用无菌血管钳或戴手套持吸痰管前端，插入老年人口咽部 10~15 cm 处（经鼻腔插入 20~25 cm 至气管）。 (2) 放松吸痰管末端，采取左右旋转向上拉的手法，先吸口咽部分泌物，再吸气管内分泌物。 (3) 抽吸过程中注意观察老年人气道是否通畅，老年人的反应如面色、呼吸、心率、血压等；吸出痰液的颜色、性状及量。 (4) 每次吸痰时间不超过 15 s，如痰未吸尽，连续吸痰不超过 4 次。 (5) 吸痰完毕，吸痰管退出时，在治疗碗中用生理盐水抽吸冲洗	张奶奶，开始吸痰了，您不用紧张，如果您在吸痰过程中有不舒服的，您就举手示意我，我们就停下来休息。您嘴巴张开。 张奶奶，现在我开始给您放置吸痰管了，您没有什么不适吧？ 张奶奶，您配合得真好！吸痰结束了

续表

操作步骤	沟通内容
6. 整理用物 (1) 取下吸痰管放入感染性医疗废物袋内,将吸痰管头端放入盛有消毒液的小瓶内。 (2) 关闭电动吸痰器。 (3) 检查并擦净老年人口、鼻分泌物,用听诊器听诊呼吸音。协助老年人取舒适卧位,整理床单位。 (4) 取下手套,消毒手,整理治疗盘	张奶奶,咱们吸痰已经结束了,您先休息一下。是不是感觉吸痰之后呼吸顺畅了很多。 张奶奶,我再看一下口腔、鼻腔情况,口腔和鼻腔黏膜完好无破损。我再来听一下气道内的情况。张奶奶,您的呼吸情况也挺好的。 张奶奶,吸痰已经做完了,谢谢您的配合,您看您还有什么别的需要吗?您这样躺着舒服吗?呼叫器还是给您放枕边了,有事您按铃。张奶奶,那您先好好休息,我先出去了
7. 洗手、记录 洗手后记录老年人吸痰的时间、口腔情况、痰液的量、性状及老年人反应	

四、评价

1. 熟悉操作流程,操作步骤准确。
2. 沟通恰当,操作中随时与老年人沟通并注意观察老年人的反应。
3. 老年人的痰液及时排出,气道通畅,呼吸功能改善。

五、操作目的及注意事项

(一) 操作目的

1. 清除呼吸道分泌物,保持呼吸道通畅。
2. 促进呼吸功能,改善肺通气。
3. 预防肺部并发症发生。

(二) 注意事项

1. 吸痰前,检查电动吸痰器性能是否良好,连接是否正确。
2. 严格执行无菌操作,每次吸痰应更换吸痰管。
3. 负压适宜,动作轻稳,防止老年人呼吸道黏膜损伤。
4. 吸痰前后给予老年人高流量吸氧 3~5 min,每次吸痰时间<15 s,以免造成老年人缺氧。
5. 痰液黏稠时,可配合叩击、雾化吸入等,以提高吸痰效果。
6. 电动吸痰器连续使用时间不宜过久,贮液瓶内液体不超过 2/3,及时倾倒,以免液体过多吸入马达内损坏仪器。贮液瓶内放少量清水,使吸出液不至于黏附于瓶底,便于清洗和消毒。
7. 注意安全风险因素及原因。
(1) 呼吸道黏膜损伤:由负压插管、吸引负压过大或照护员动作粗暴引起。
(2) 缺氧:每次吸痰时间过长导致。
(3) 感染:照护员未严格按照无菌技术要求进行操作。
(4) 坠床:吸痰过程中未及时拉起床挡,造成老年人坠床。

任务二　老年人氧疗照护

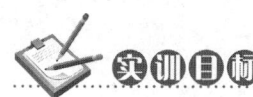 实训目标

◇ 技能目标

学会为老年人进行氧疗操作,做到"安全用氧",保证操作过程准确无误。

◇ 知识目标

掌握老年人氧疗操作目的和注意事项。

◇ 素质目标

1. 具有高度的责任心,科学、严谨的工作态度,操作熟练、耐心细致。
2. 对老年人关心体贴,以老年人为中心,做到敬老、孝老、爱老。

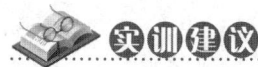 实训建议

1. 采用"理实一体"的教学方法,情景案例导入,情景模拟,教师示教操作程序,演示操作过程,展现真实场景。演示之后教师注意强调危险因素,讲解注意事项。
2. 学生分组进行情景模拟,练习操作过程,训练沟通技巧,体现人文关怀,提升职业素养和职业能力。

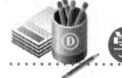 学时建议

2学时。

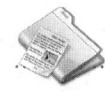 实训实施

> **情景导入**
>
> 　　刘爷爷,79岁,吸烟史30年,患慢性支气管炎20余年。近3年来活动后气喘加重,近一周来刘爷爷咳嗽、咳痰加重,自觉气喘和呼吸困难,需住院治疗。
>
> 　　**工作任务:**
>
> 　　假如你是刘爷爷的照护员,请为刘爷爷实施氧气疗法,改善其呼吸困难症状。

一、评估

(一)评估内容

评估老年人病情、意识、呼吸困难程度、肢端皮肤颜色、心理状态及合作程度,评估目前

老年人的呼吸道通畅情况和鼻腔黏膜情况等。

(二) 实施评估

轻敲房门,经老年人允许后进入房间。

照护员:刘爷爷,您好,我是您的照护员李娜,请告诉我您的房间号、床号和姓名好吗?

老年人:304房间1床,刘刚。

照护员:刘爷爷,您好! 今天休息得好吗?

老年人:挺好的。

照护员:刘爷爷,听说您有点呼吸困难,遵医嘱现在要为您进行吸氧,以减轻您呼吸困难的症状。吸氧就是通过鼻腔吸入湿化后的氧气,以增加血液中的氧气含量,从而缓解缺氧症状,吸氧不会给您造成伤害的,您不用担心,而且用氧之后可以有效地增加咱们机体内的氧气含量,您也能更舒服一些。刘爷爷,现在需要协助您去卫生间吗?

老年人:不需要。

照护员:刘爷爷,请您稍等,我去准备一下用物。

老年人:好的。

二、计划

(一) 环境准备

环境应干净整洁,光线明亮,温度、湿度适宜。

(二) 照护员准备

着装整洁,无长指甲,未佩戴首饰,已洗手并佩戴口罩。

(三) 老年人准备

老年人平卧于床上,取舒适体位。

(四) 用物准备

用物准备见表4-3。

表4-3 用物准备

序号	物品名称	数量	序号	物品名称	数量
1	治疗车	1辆	8	无菌纱布	1包
2	治疗盘	1个	9	纸巾	1包
3	弯盘	2个	10	免洗洗手液	1瓶
4	治疗碗	1个	11	无菌棉签(棉球)	1包
5	输氧管	2根	12	笔	1支
6	鼻导管	2根	13	记录单	1份
7	氧气流量表(湿化瓶内装1/3~1/2蒸馏水)	1套	14	医疗垃圾桶	1个
			15	生活垃圾桶	1个
要求:物品摆放合理,避免污染。					

三、实施

实施过程见表 4-4。

表 4-4 实施过程

操作步骤	沟通内容
1. 核对告知 (1) 推清洁干净治疗车放在床头。 (2) 摆放老年人体位:舒适体位,面向照护员	刘爷爷,您可以再告诉我一下您的床号和姓名吗?好的,刘爷爷,用物已经准备好了,我们可以开始了吗?来,我先帮您取一个舒适的体位
2. 检查鼻腔 检查老年人双侧鼻腔,并用温水沾湿棉签清洁	刘爷爷,我看一下您鼻腔的状况。鼻腔黏膜完好,无出血,无感染,无鼻中隔偏曲。我用湿棉签给您清洁一下鼻腔
3. 准备吸氧装置 (1) 吹尘,将氧气流量表与供氧装置相连,用扳手拧紧,使其直立。 (2) 打开总开关,再打开氧气流量表开关,检查氧气流出是否通畅,各连接处有无漏气,关上流量开关	刘爷爷,我先准备一下吸氧装置,吹尘声音有点大,您别害怕
4. 连接鼻导管 鼻导管连接到氧气流量表上,根据老年人缺氧状况调节氧流量。将鼻导管头端贴近照护员面部,感觉有气流吹出表示管路通畅,确定氧气流出通畅后,再把鼻导管放入水中润滑	
5. 实施氧疗 (1) 照护员将鼻导管轻轻插入老年人鼻孔 1 cm。 (2) 观察老年人无呛咳现象以后,将鼻导管环绕老年人耳郭向下放置并调节松紧度。 (3) 记录给氧时间、氧流量和老年人反应	刘爷爷,咱们开始吸氧了,您不必紧张,如果您在吸氧过程中有不舒服,您可以举手示意我。您放松,刘爷爷,现在我开始给您放置鼻导管了,您没有什么不适吧,您配合得真好,刘爷爷
6. 氧疗观察 氧疗过程中注意观察老年人缺氧症状、实验室指标、氧气装置有无漏气、是否通畅、有无氧疗不良反应	
7. 停止氧疗 (1) 吸氧结束,照护员先取下鼻导管。 (2) 关闭氧气流量表开关。 (3) 检查并擦净老年人面部,协助老年人取舒适卧位,整理床单位	刘爷爷,咱们氧疗结束了,您先休息一下。您没有什么不舒服的吧,氧疗之后是不是感觉身体舒服了很多? 刘爷爷,我再看一下您的鼻腔情况,咱们鼻腔都挺好的,黏膜完好无破损。我来帮您擦一下面部的水渍。 刘爷爷,氧疗已经做完了,谢谢您的配合,您看您还有什么别的需要吗?您这样躺着舒服吗?呼叫器给您放枕边了,有事您按铃。刘爷爷,那您先好好休息,我先出去了
8. 整理用物 正确整理用物,一次性用品消毒后集中处理	
9. 洗手、记录 用七步洗手法洗手后,记录老年人停止用氧的时间、效果及老年人反应	

四、评价

1. 熟悉操作流程,操作步骤准确。
2. 沟通恰当,操作中随时与老年人沟通并注意观察老年人的反应。
3. 老年人缺氧状况得到改善,老年人未出现呼吸道损伤及其他意外。

五、操作目的及注意事项

(一)操作目的

纠正各种原因引起的缺氧状态,提高动脉血氧分压和动脉血氧饱和度,增加动脉血氧含量,促进组织的新陈代谢,维持机体生命活动。

(二)注意事项

1. 用氧前,检查氧气装置有无漏气、是否通畅。
2. 严格遵守操作规程,注意用氧安全,切实做好"四防",即防震、防火、防热、防油。供氧装置搬运时要避免倾倒、撞击。供氧装置应放置在阴凉处,周围严禁烟火及存放易燃品,距明火至少 5 m,距暖气至少 1 m,以防引起燃烧、爆炸。氧气流量表及螺旋口勿涂油,也不可用带油的手装卸氧气表。
3. 使用氧气时,应先调节流量,后再使用。停用氧气时,应先拔出鼻导管,再关闭氧气开关。使用氧气途中若要改变氧流量,须先分离鼻导管与湿化瓶的连接处,调节好氧流量再接上。以免一旦调节开关失误,导致大量氧气进入呼吸道而损伤老年人的肺部组织。
4. 供氧装置内氧气勿用尽,压力表至少要保留 0.5 MPa(5 kg/m²),以免下次充气时引起爆炸。
5. 对未用完或已用尽的供氧装置,应分别悬挂"满"或"空"的标志牌,便于及时调换,提高抢救效率。
6. 用氧过程中,应加强监测。
7. 注意安全风险因素及原因。

(1) 老年人受伤:供氧装置倾倒、撞击老年人;供氧装置燃烧、爆炸造成烧伤;调节氧气开关失误导致大量氧气进入呼吸道,损伤老年人肺泡组织;插管过于用力,造成老年人鼻黏膜损伤,湿化瓶水量过少,干燥氧气对呼吸道黏膜的刺激,易损伤鼻黏膜等。

(2) 呛咳:湿润一次性吸氧管时沾水过多;氧流量过大将湿化瓶内液体带入呼吸道。

(3) 压疮:一次性输氧管固定时松紧不适宜,使老年人局部皮肤受压。

任务三　老年人血糖的测量与记录

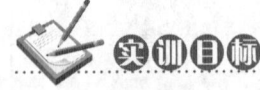

◇ 技能目标

掌握血糖测量的正确操作方法,正确记录血糖值。

◇ **知识目标**

监测老年人血糖水平和代谢评价指标,为老年人临床治疗提供依据。

◇ **素质目标**

1. 具有高度责任心,科学、严谨的工作态度,操作熟练、耐心细致。
2. 对老年人关心体贴,敬老、孝老、爱老。

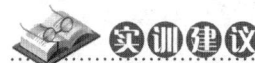

1. 采用"理实一体"的教学方法,情景案例导入,情景模拟,教师示教操作程序,演示操作过程,展现真实场景。演示之后教师注意强调危险因素,讲解注意事项。
2. 学生分组进行情景模拟,练习操作过程,训练沟通技巧,体现人文关怀,提升职业素养和职业能力。

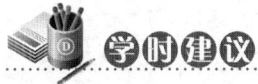

2 学时。

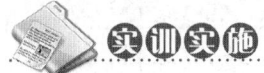

> **情景导入**
>
> 李爷爷,75 岁,多食、多饮、多尿,体重明显减轻 4 个月,步行入院。查体温 36.5℃,脉搏 72 次/min,呼吸 21 次/min,血压 150/90 mmHg。
>
> **工作任务:**
>
> 假如你是李爷爷的照护员,请遵医嘱为李爷爷进行血糖的测量和记录。

一、评估

(一)评估内容

评估老年人病情、意识、饮食情况、心理状态及合作程度,评估目前老年人指尖皮肤是否有破损、水肿、硬结等,是否对酒精过敏。

(二)实施评估

轻敲房门,经老年人允许后进入房间。

照护员:李爷爷,您好,我是您的照护员李娜,请告诉我您的房间号、床号和姓名好吗?

老年人:304 房间 2 床,李民。

照护员:李爷爷您好!今天休息得好吗?

老年人:挺好的。

照护员:李爷爷,为了更好地了解您的情况,遵医嘱现在要为您测量血糖来了解您现在的血糖状况。掌握您的血糖状况能更好地为临床治疗提供依据。所以您不用担心,一会儿测量的时候麻烦您配合我一下。李爷爷,现在需要协助您去卫生间吗?

老年人:不需要。

照护员:李爷爷,请您稍等,我去准备一下用物。

老年人:好的。

二、计划

(一)环境准备

环境应干净整洁,光线明亮,温度、湿度适宜。

(二)照护员准备

着装整洁,无长指甲,未佩戴首饰,已洗手并佩戴口罩。

(三)老年人准备

老年人平卧于床上,取舒适体位。

(四)用物准备

用物准备见表 4-5。

表 4-5 用物准备

序号	物品名称	数量	序号	物品名称	数量
1	治疗车	1 辆	8	利器盒	1 个
2	治疗盘	1 个	9	免洗洗手液	1 瓶
3	弯盘	2 个	10	血糖仪	1 台
4	采血针头	若干	11	笔	1 支
5	血糖试纸	1 盒	12	记录单	1 份
6	75%酒精	1 瓶	13	医疗垃圾桶	1 个
7	无菌棉签	1 包	14	生活垃圾桶	1 个

要求:物品摆放合理,避免污染。

三、实施

实施过程见表 4-6。

表 4-6 实施过程

操作步骤	沟通内容
1. 核对告知 (1) 将清洁干净的治疗车放在床头,核对老年人信息。 (2) 摆放老年人体位:舒适体位,面向照护员	李爷爷,您可以再告诉我一下您的房间号、床号和姓名吗?好的李爷爷,用物已经准备好了,我们可以开始了吗?来,先帮您取一个舒适的体位
2. 用物准备 检查血糖仪性能、血糖试纸的有效期。 将血糖仪开机,确认血糖试纸的编号与血糖仪编号一致,准备好血糖试纸	李爷爷,您先稍等,我准备一下血糖仪
3. 采血测试 指导老年人手臂下垂 5~10 s。安装采血针头,调节深浅适宜,使采血笔处于备用状态。用酒精消毒手指的指腹,手指向上直立待干	李爷爷,我先看一下您的手,手指指腹没有伤口,可以采血。李爷爷,我用酒精给您的手指消一下毒,您手指保持这个姿势别动,等酒精挥发干后再测量

续表

操作步骤	沟通内容
4. 实施采血 选择手指两侧任一部位（避开指腹神经末梢丰富部位，减轻疼痛），将采血笔紧紧压住采血部位，按下释放按钮，采血。 弃去第一滴血液，用第二滴血液进行测试	李爷爷，咱们现在开始采血了，可能会有点疼，您忍耐一下
5. 实施血糖测量 (1) 从试纸瓶内取出血糖试纸，随即盖紧瓶盖。 (2) 将血样滴于血糖试纸的采血区，当血糖仪显示插入血样时，将血糖试纸平直插入血糖仪。 (3) 血糖仪倒计时开始，照护员用干棉签按压采血部位1～2 min，至不出血为止。 (4) 等待测试结果，棉签按压至无出血，发现异常情况立即报告医生	李爷爷，咱们已经采好血了，您没有什么不适吧？李爷爷，您配合得真好。李爷爷，您的血糖值是14.1 mmol/L，属于糖尿病的范围，咱们一定要严格遵医嘱使用药物，这样才能更好地控制血糖
6. 整理用物 整理用物，将血糖试纸、采血针头取出分别放入弯盘和利器盒内，关闭血糖仪。将物品放回原处	李爷爷，血糖测好了，您先休息一下。您没有什么不舒服的吧？谢谢您的配合，您看您还有什么别的需要吗？您这样躺着舒服吗？呼叫器还是给您放枕边了，有事您按铃。李爷爷，那您先好好休息，我先出去了
7. 洗手、记录 用七步洗手法洗手后，记录血糖结果、测量日期、时间于记录单上，照护员签名	

四、评价

1. 熟悉操作流程，操作步骤准确。
2. 沟通恰当，操作中随时与老年人沟通，并注意观察老年人的反应。

五、操作目的及注意事项

（一）操作目的

掌握血糖测量的操作方法，正确记录血糖值，检测老年人血糖水平，评价代谢指标，为临床治疗提供依据。

（二）注意事项

1. 严格执行查对制度，遵循无菌操作原则。
2. 确认血糖仪上的编号与血糖试纸编号一致，血糖试纸在有效期内且干燥保存。
3. 采血时要让血液自然流出，在取血过程中切勿过分按摩和用力挤血。
4. 吸血量应使血糖试纸测试区完全变成红色。检测时不挪动血糖试纸条或倾斜血糖仪。
5. 不要触碰血糖试纸条的测试区，以免发生血糖试纸污染。
6. 选择末梢循环好、皮肤薄的指尖穿刺，避免在输液同侧肢体穿刺；需要多次采血的老年人,采血部位要交替轮换。

7. 安全风险因素及原因:

(1) 血糖仪及血糖试纸质量问题:未检查血糖试纸质量或血糖仪质量问题造成血糖数值存在偏差。

(2) 感染:照护员未洗手、给老年人使用过期的酒精、棉签等用物,造成感染。

项目五 老年人安宁疗护技术

任务一 遗体照护

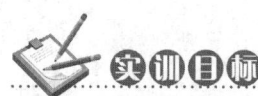

◇ 技能目标

学会为逝世老人进行遗体照护,保证操作过程规范。

◇ 知识目标

掌握遗体照护的操作目的和注意事项。

◇ 素质目标

具有吃苦耐劳的职业精神,具有细心、耐心和责任心。

实训建议

1. 采用"理实一体"的教学方法,情景案例导入,情景模拟,教师示教操作程序,演示操作过程,展现真实场景。演示之后教师注意强调危险因素,讲解注意事项。

2. 学生分组进行情景模拟,练习操作过程,体现人文关怀,提升职业素养和职业能力。

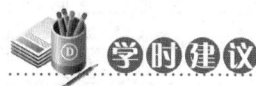

2学时。

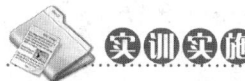

情景导入

刘奶奶,89岁,胃癌晚期并多处转移,今天上午10点在养老机构去世。

工作任务:

假如你是刘奶奶的照护员,请为刘奶奶完成最后的照护。

一、评估

(一) 评估内容

评估逝者状况、家属心理状态及配合程度。

(二) 实施评估

轻敲房门,经逝者家属允许后进入房间。

照护员:家属,您好,我是照护员李娜,请告诉我逝世老人的房间号、床号和姓名好吗?

家属:305房间1床,刘丽。

照护员:刘奶奶已经离开,请您节哀!请您和您的家人暂时离开房间好吗,我来为刘奶奶做最后的护理。

家属:好的。

二、计划

(一) 环境准备

环境应干净整洁,光线明亮,温度、湿度适宜。

(二) 照护员准备

着装整洁,无长指甲,未佩戴首饰,已洗手。

(三) 老年人准备

知晓操作目的,能够理解配合。

(四) 用物准备

用物准备见表5-1。

表5-1 用物准备

序号	物品名称	数量	序号	物品名称	数量
1	治疗车	1辆	12	软枕	1个
2	治疗盘	1个	13	毛巾	1条
3	治疗碗	1个	14	尸单	1条
4	血管钳	1把	15	隔离衣	1套
5	剪刀	1把	16	手套	1双
6	尸体识别卡	3张	17	免洗洗手液	1瓶
7	梳子	1把	18	外伤敷料	若干
8	松节油	1瓶	19	笔	1支
9	绷带	5条	20	记录单	1份
10	不脱脂棉球	1包	21	医疗垃圾桶	1个
11	衣裤	1套	22	生活垃圾桶	1个

要求如下:治疗车上层:血管钳、剪刀、松节油、绷带、不脱脂棉球、梳子、尸单、清洁衣裤、治疗碗、毛巾、记录单、擦洗用具、手消毒液等;有伤口者备换药敷料;必要时备隔离衣、防护服、护目镜、手套。治疗车下层:热水瓶、水盆、生活垃圾桶、医疗垃圾桶。其他:酌情准备屏风1个。

三、实施

实施过程见表5-2。

表5-2 实施过程

操作步骤	要点说明
1. 准备 核对死亡医嘱,核对姓名、诊断、治疗抢救过程、死亡原因及时间,备齐用物,携至老年人遗体旁,与家属进行充分沟通,劝其离开房间,用屏风遮挡	严格核对死亡医嘱,对逝者家属做好沟通解释,维护逝者隐私,减少对同房间其他老年人情绪的影响
2. 操作 (1) 撤去一切治疗用品,如输液管、胃管、氧气管、导尿管及各种引流管,拔出前应抽尽管内容物,拔出后告知医护人员,必要时予以缝合伤口,覆盖纱布,有伤口者需更换敷料,用松节油或者酒精擦净胶布痕迹。 (2) 体位:将床支架放平,使遗体仰卧,头下垫一软枕。 (3) 清洁面部,整理遗容:洗脸,有义齿者代为戴上,闭合口、眼,若眼睑不能闭合,可用毛巾湿敷,或于上眼睑下垫少许棉花,使上眼睑下垂闭合。嘴巴不能紧闭者,轻揉下颌或用四头带固定。 (4) 堵塞孔道:用血管钳将纱布或消毒棉球依次塞于口、双鼻孔、双耳孔、肛门及阴道。 (5) 清洁全身:脱去衣裤,用温水浸湿毛巾擦净全身,用梳子顺着头发自然梳理,长发可梳理后扎成辫子,头发整齐,无打结,更换清洁衣裤。 (6) 包裹尸体:为逝者穿上尸衣裤,将一张尸体识别卡别在逝者右手手腕上,用尸单包裹尸体,用绷带在胸部、腰部、踝部固定,将另一张尸体识别卡别在尸体腰前的尸单上。 (7) 转移尸体:将第三张尸体识别卡交予殡仪馆工作人员,协助其转移尸体	(1) 便于遗体护理,尊重逝者,擦净胶痕迹,以使遗体清洁。 (2) 防止面部淤血变色,避免面部变形,使面部稍显丰满。口眼闭合以维持机体外观,符合习俗。 (3) 防止体液外溢,注意棉花勿外露。 (4) 保持遗体的清洁,维持良好的遗体外观。 (5) 便于辨识遗体
3. 整理 整理用物,清洗消毒双手,请家属向遗体告别	预防交叉感染
4. 记录 (1) 记录死者姓名、遗体照护时间、照护者签名。 (2) 死者有遗物或遗嘱时,应及时报告并做好记录	

四、评价

1. 操作规范、熟练,遵循节力原则。
2. 尸体整洁,表情安详,位置良好,易于辨认。
3. 体现人文关怀。
4. 家属知晓告知事项,对服务满意。

五、操作目的及注意事项

（一）操作目的

1. 尊重生命价值，保持容貌端正安详，肢体舒展，清洁无臭、无渗液，易于辨认。
2. 安慰家属，减少哀痛。

（二）注意事项

1. 医师开出死亡通知后，照护员必须得到家属许可后方可进行尸体料理。
2. 照护员应尊重逝者，严肃认真地做好尸体料理工作，满足家属合理要求，使其满意。
3. 尸体识别卡别在正确的位置，以便于识别。
4. 传染病逝者的尸体应使用消毒液擦洗，并用消毒液浸泡的棉球填塞各孔道，尸体用尸单包裹后装入不透水的袋中，并给予注明传染标识。
5. 必要时用绷带制成四头带托住下颌，使嘴闭紧。
6. 无家属在场时，应由两名照护员清点逝者遗物列单，交照护组长妥善保管，以便日后交还家属或所在单位。

模块二

老年人社会工作实务

项目六 老年人际沟通与礼仪

任务一 自我介绍和团队建设

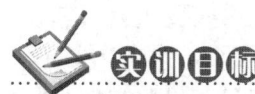 **实训目标**

◇ 技能目标
1. 能够运用沟通理论,发掘自身潜能,锻炼语言表达能力、倾听能力和思维能力。
2. 能够快速融入活动,消除陌生感,展示个人魅力。

◇ 知识目标
理解和体会沟通的组成要素,如背景、信息发出者、信息内容、信息接收者、信息途径、信息反馈,以及各要素的重要性。

◇ 素质目标
1. 具有浓厚的学习兴趣,强烈的求知欲望。
2. 增强与人交往的积极性和主动性。
3. 建立高效团队,培养团队精神,增进团队成员感情和团队凝聚力。

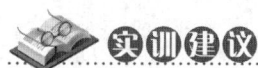 **实训建议**

1. 在实训过程中以学生为主体,教师为主导,教师鼓励学生畅所欲言,形成头脑风暴,不评判学生。
2. 让学生在沟通互动的过程中看到"自己""别人""自己与别人",去感受自己与对方,了解自己在与人交往中的不足,不断地调整沟通方法,改变沟通策略,使双方的交流更加顺畅,进而建立良好的人际关系。

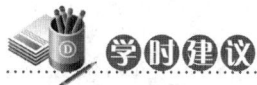 **学时建议**

2学时。

 **实训准备**

1. 场地准备:能容纳30~40人的活动室,椅子每人1把,大桌子每6人一张。

2. 学生准备:6 人一组,共 5~6 组。
3. 用物准备:每组 1 个报纸卷成的狼牙棒,学生提前自带适量卫生纸、记录纸、笔。

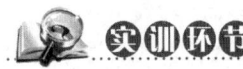实训环节

一、记住我是谁(10 分钟)

活动过程

每个小组的同学向其他小组成员介绍自己,如第一位同学的介绍内容可以是:大家好,我是谁,我来自哪里,我喜欢干什么。第一位同学介绍完成后,旁边的同学继续介绍,需要认真倾听并记住前一位同学的信息后再介绍自己的信息,介绍的方式为:大家好,我是来自某地(复述前一位同学所说的来自哪里)、喜欢干某事(复述前一位同学所说的喜欢干某事)的某某(前一位同学名字)旁边的某某(自己的名字),我来自某地(自己的地点),我喜欢干某事(自己的爱好);第三位同学要记住并说出前两位同学的信息后再介绍自己。以此类推,最后一位同学要重复前面所有同学的信息后,再介绍自己,如我是来自某地喜欢干某事的某某(第一位同学的信息)旁边的来自某地喜欢干某事的某某(第二位同学的信息)旁边的来自某地喜欢干某事的某某(第三位同学的信息)旁边……的某某(自己的名字),我来自某地(自己的地点),我喜欢干某事(自己的爱好)。在此过程中,说错小组成员信息的同学被该成员用狼牙棒惩罚。

二、登山活动(20 分钟)

(一)课前布置任务

情境:假设周末两天参加登山活动,请同学们准备好小组成员 2 天需要用的卫生纸。

(二)活动过程

教师导语:"通过上一个活动,同学们了解了小组成员的基本信息,接下来我们借助大家为小组成员带来的卫生纸进行进一步的交流。"小组成员一边撕卫生纸(为了节约用纸,可以撕成小条或小片),一边相互交流,一张小纸条或纸片只能表达一个信息(借助纸作为交流媒介,可以减少尴尬,帮助小组成员了解更多信息,加深认识)。教师巡回观察,可以适时鼓励、引导暂时交流少的小组。

三、团队建设(60 分钟)

活动过程

教师导语:一个优秀的团队,要有共同的理念、明确的目标、严格的规范、坚强的领导、相互信任的关系、有效的沟通。每个团队成员都可以畅所欲言,共同完成以下任务。
1. 小组内角色分工:选出队长、发言人、记录人各一名。
2. 小组成员共同设计队名、口号、队徽、队歌等。
3. 小组成员上台展示团队风采,表达自己或团队在进行活动时的心得体会。

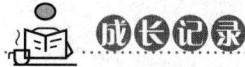 **成长记录**

该任务的团队成长情况请记录在表 6-1 中。

表 6-1　成长记录

团队 名称		团队 口号	
最感动的时刻			
最大的收获			
给团队每一位 同学鼓励的话			
下一阶段个人 (团队)发展愿望			

任务二　自我表达和团队合作

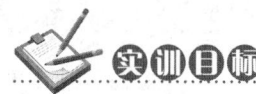 **实训目标**

◇ 技能目标
1. 学会用合理的方式来表达和宣泄自己的情绪和情感。
2. 能够快速融入活动,敢于表达自己的见解和想法。
3. 增强动手能力、想象能力、沟通能力和团队合作能力。
◇ 知识目标
了解艺术治疗的含义和方法。
◇ 素质目标
1. 具有浓厚的学习兴趣,强烈的求知欲望。
2. 增强与人交往的积极性和主动性。
3. 感受团队的力量,互助合作,增强团队凝聚力和成员的归属感。

 **实训建议**

1. 在实训过程中以学生为主体,教师为主导,教师鼓励学生畅所欲言,勇于表达自己的观点和想法,不评判学生。

2. 让学生在沟通合作的过程中看到"自己""别人""自己与别人",去感受自己与对方,慢慢寻找自己在团队中的位置,发挥自身作用,不断调整沟通策略和方法,完成自我教育和自我成长。

 学时建议

2学时。

 实训准备

1. 场地准备:能容纳30~40人的活动室,椅子每人1把,大桌子6人一张。
2. 学生准备:6人一组,共5~6组。
3. 用物准备:音乐;每组彩色广告宣传页若干、1K白纸1张、水彩笔若干、胶水1支。

实训环节

一、尽情释放(10分钟)

活动过程

请学生将准备好的宣传页放在面前,教师指导学生冥想一分钟,想想最想表达什么情绪、情感。然后教师播放音乐,学生伴随音乐尽情地将宣传页撕碎,发泄情绪,充分表达自己。音乐停止,撕纸停止。请学生分享感受。

二、变废为宝(50分钟)

(一)活动过程

教师导语:"现在大家的面前剩下什么了?大家会怎么处理?我们可以借助小组成员的帮助,共同变废为宝。"学生以小组为单位,队长带领小组成员充分沟通交流,一起发挥想象,进行分工合作,共同在大白纸上用撕碎的宣传页、水彩笔、胶水等创作一幅作品,展现团队力量和集体智慧,形式、主题不限。教师观察小组互动情况,适时给予指导。

(二)教师总结

本次活动是艺术治疗的一种方法。在生活中我们不免会有各种各样的情绪,通过艺术涂鸦与创作、音乐冥想、身体雕塑、演剧等艺术形式,帮助我们调节情绪,构建健康的生理和心理状态。艺术治疗的重点在于表达、说出想法、发泄情绪、了解自己的意识及被压抑在潜意识中的问题。表达是一种释放,也是一种成就。同学们通过个人体验,可以学习到艺术治疗的方法,在以后的工作中也能够将艺术治疗应用到老年人群的沟通中。

三、团队展示(30 分钟)

活动过程

小组以自己喜欢的形式上台介绍自己的作品,介绍内容可以包括以下方面。

1. 作品名称、主题及创作理念。
2. 小组成员对于完成作品做出了哪些贡献。
3. 创作过程中遇到了什么问题,是如何解决的。
4. 分享团队全体或者成员个人进行活动时的心得体会。

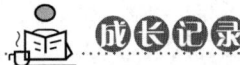

该任务的团队成长情况请记录在表 6-2 中。

表 6-2　成长记录

团队名称		团队口号	
最感动的时刻			
最大的收获			
给团队每一位同学鼓励的话			
下一阶段个人(团队)发展愿望			

任务三　我的老年观

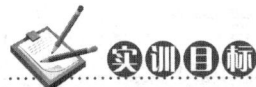

◇ 技能目标

1. 能够运用有效沟通的原则和技巧与老年人建立良好的关系。
2. 能够消除沟通过程中的障碍,鼓励老年人自由表达。

◇ 知识目标
1. 了解老年人身心发展特点及需要被关爱、需要与人沟通的愿望。
2. 掌握有效沟通的原则,如主动、真诚、尊重、倾听、耐心、共情等。
3. 掌握与老年人会谈的开始、发展及结束阶段的技巧和注意事项。
◇ 素质目标
1. 具有正确的老年观和尊老、敬老、爱老的态度。
2. 感受老年人对沟通的需求,愿意陪伴和照顾老年人。

 实训建议

1. 教师提前与养老院或护养中心取得联系,确定好时间。
2. 教师做好计划,安全有序地组织活动。

 学时建议

2学时。

 实训准备

1. 场地准备:养老院或护养中心。
2. 学生准备:5人一组,制订沟通提纲。
3. 用物准备:感知觉与沟通评估表、记录纸、笔。

 实训环节

一、沟通提纲(课前完成)

暑假来了,您和您的小组成员打算到学校旁边的养老院看望老年人,陪老年人聊聊天,了解他们的需要。请您与您的小组成员讨论,制订一份沟通提纲。

二、调查研究(60分钟)

请随访调查几位老人,完成表6-3。

表6-3 感知觉与社会参与评估表

感知觉与社会参与指标及说明	评分	评分说明
视力:感受存在的光线并感受物体的大小、形状的能力。在个体的最好矫正视力下进行评估	[ ]分	2分:视力正常
		1分:能看清楚大字体,但看不清书报上的标准字体;视力有限,看不清报纸大标题,但能辨认物体
		0分:只能看到光、颜色和形状;完全失明

续表

感知觉与社会参与指标及说明	评分	评分说明
听力：能辨别声音的方位、音调、音量和音质的有关能力（可借助平时使用助听设备等）	[ ]分	2分：听力正常。 1分：在轻声说话或说话距离超过2米时听不清；正常交流有些困难，需在安静的环境或大声说话才能听到。 0分：讲话者大声说话或说话很慢，才能部分听见；完全失聪。
执行日常事务：计划、安排并完成日常事务，包括但不限于洗衣服、小金额购物、服药管理	[ ]分	4分：能完全独立计划、安排和完成日常事务，无需协助。 3分：在计划、安排和完成日常事务时需要他人监护或指导。 2分：在计划、安排和完成日常事务时需要少量协助。 1分：在计划、安排和完成日常事务时需要大量协助。 0分：完全依赖他人进行日常事务。
使用交通工具外出	[ ]分	3分：能自己骑车或搭乘公共交通工具外出。 2分：能自己搭乘出租车，但不会搭乘其他公共交通工具外出。 1分：当有人协助或陪伴，可搭乘公共交通工具外出。 0分：只能在他人协助下搭乘出租车或私家车外出；完全不能出门，或者外出完全需要协助。
社会交往能力	[ ]分	4分：参与社会，在社会环境有一定的适应能力，待人接物恰当。 3分：能适应单纯环境，主动接触他人，初见面时难让人发现智力问题，不能理解隐喻语。 2分：脱离社会，可被动接触，不会主动待人接物，谈话中很多不适词句，容易上当受骗。 1分：勉强可与他人接触，谈吐内容不清楚，表情不恰当。 0分：不能与人交往。
总计得分：		

注：此表在运用时，一般需要结合其他一些列表进行定位，使用结果判定卡。具体见《老年人能力评估规范》(GB/T 42195—2022)。

三、我的老年观主题讨论(30分钟)

活动过程

1. 根据调查结果，请您和您的小组成员谈论一下我们该如何看待老年人，我们对老年人的态度应该如何，并把讨论结果填入表6-4中。

表6-4　讨论结果

老年观：
对老年人应有的态度：

2.每组派一位发言人,与全班同学交流"我们的老年观和对老人应有的态度",以及本次活动的感受。

任务四　老年服务人员语言沟通之倾听与表达

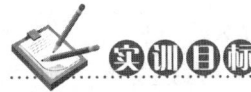 **实训目标**

◇ 技能目标

1.能够遵循尊重、宽容、赞美、同理心等原则与老年人进行语言沟通,让他们的身体得到照料,情感得到满足,对生活充满信心。

2.能够用合适的音调和语速,耐心、平和、热情的语气,稳定的情绪与老年人进行沟通。

3.能够通过倾听,表达对老年人的关怀和支持,获得老年人的信任,让他们感受到生命的价值。

4.能够对老年服务中发生的倾听过程进行反思和改善。

◇ 知识目标

1.掌握老年服务语言沟通的特点,如以尊重为前提,以宽容为原则,表达善意和赞美,强调换位思考。

2.熟悉语言沟通内容的选择,如善用尊称和敬语,使用老年人易懂的语言,避免忌讳话题,用语清晰、具体、重复。

3.理解倾听的内涵及倾听的层次,分析影响倾听的因素,熟悉老年服务中有效倾听的技巧。

◇ 素质目标

1.懂得尊重是老年服务沟通、双方达成良好互动关系的基础。既要尊重老年人的习惯、性格、能力,也要尊重他们的情感需求。

2.正确理解倾听的意义,培养倾听的兴趣和习惯。

实训建议

1.发挥学生的主体性和主动性,教师做好引导,合理过渡各个活动环节。

2.让学生在沟通互动过程中感受倾听与表达的重要性,不断反思、调整自己的沟通方法和策略,提高自己的沟通能力。

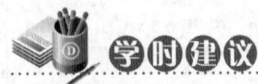 **学时建议**

2学时。

实训准备

1. 场地准备：能容纳30～40人的活动室，椅子每人1把，大桌子5人一张。
2. 学生准备：5人一组，共6组。
3. 用物准备：几何图形画，记录纸、笔。

 实训环节

一、我说您画（10分钟）

请一位同学上台来描述一幅由几何图形构成的图画，其他同学认真倾听，并可以随时提问，最后看同学们画出来的画与原画在多大程度上相符。感受语言表达和倾听的重要性和难易程度，并思考影响沟通效果的因素有哪些。

二、思考辨析（15分钟）

小组共同讨论判断，以下句子属于哪种语言表达方式，并站在老年人的立场上说出这些句子会使老年人产生怎样的感受。进而思考讨论，作为老年人，可能会怎样回应。

句子：

1. 因为您偷吃，所以血糖才这么高！
2. 懂道理的老年人是不会这样做的；您应该这样。
3. 您不要哭；时间到了，快去排队打饭！
4. 再这样闹，我就把电视关掉。
5. 事实是这样，您这样不对；事实摆在您面前，您还争什么？
6. 您怎么能够这样做呢！
7. 您都是因为怕，才会这样做；您就是怕您的儿子不要您？
8. 我们不要说这些了；没时间了，我有事情做。

选项：

| A. 说教式 | B. 警告式 | C. 逃避式 | D. 命令式 |
| E. 批判式 | F. 争辩式 | G. 批评式 | H. 分析式 |

三、角色扮演（40分钟）

假设学校安排您去附近的养老院实习，您服务的爷爷已经70多岁了，患有高血压和糖尿病，因为病情加重，爷爷已经卧床不起。您的工作主要是陪爷爷聊天，了解爷爷的服务需求，同时与爷爷建立起良好的服务关系。

（一）要求

分组进行角色扮演。每一组内有一位同学扮演爷爷，其余同学扮演不同的倾听者。请按照倾听的层次，模拟不同层次的倾听场景，并按照每一个层次分组分享讲述者的感受。

(二) 思考

在具体服务中,您能做到哪个层次的倾听?您觉得哪个或哪几个层次的倾听能有助于与服务对象建立良好的服务关系?为什么?

四、案例分析(25分钟)

老李是78岁的退休教师,在某养老院已经住了12年,因中风导致半身瘫痪,经过较长时间的治疗和康复训练,可借助助行器移动。近期检查发现患有白内障,养老院领导与社区医院取得联系,社区医生向老李及其女儿介绍了手术治疗的情况,他的女儿主张及早动手术,社区医生同意择期手术,但老李犹豫不决。由此造成胃口不好,向照护员诉说自己心神不宁,入睡困难,易惊醒,并多次向照护员、社区医生询问手术的危险程度。照护员发现老李看起来很痛苦,面部表情疲倦、紧张,经常皱眉叹气,说话频率加快、急促。小张是老李的照护员,老李对小张诉说了他的顾虑。

小张:"李老师,早上好!这几天感觉还好吧?"

老李:"好什么?这几天我不知道是怎么过的,我整天在想手术的危险性。关于这种病,手术成功的可能性有多大呢?手术后视力能否变好?不做手术是否要好些?我的女儿要我做手术,但她对手术结果的态度模棱两可,唉!我真不知该怎么办才好!"

思考:小张此时需要采用什么样的沟通方式/策略才能跟老李实现良好沟通呢?以下有四种沟通方案,请评价四种方案的优劣。小组讨论后派代表分享,教师最后总结。

A方案:李老师,您应该决定做手术才对。那里的医生医术高明,一定能治好您的病,您可以放心。

B方案:我们这几天为了您的病情多次到社区医院,已做了最大努力。您不应该不相信这个医院,这种情绪对您的疾病很不利,您应该打起精神来。

C方案:您应该感到幸运才对,您毕竟有接受手术治疗的机会。去年有个老人很想手术,但不够条件,据说这种手术在他们那里已经做了上百次,您的担心是没有必要的。

D方案:这场病是您意料之外的事。您能坚强地应对很不容易。现在已经为您提供了手术治疗的条件和机会。您的女儿主张您尽快做手术不是没有道理的。当然,我也非常理解您的担忧和紧张。这家医院已经做了很多次这种手术了,都很成功。我曾经照护过三位与您的情况很类似的老年人,我可以详细向您介绍他们手术前后的情况。

任务五 老年服务人员非语言和类语言沟通

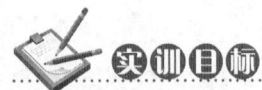
实训目标

◇ 技能目标

1. 能够在工作中和生活中准确地识别非语言的含义。
2. 能够有效地运用非语言传递信息,表达情感。

◇ 知识目标

1. 了解非语言沟通在建立良好人际关系中的意义。
2. 掌握首语、手语、目光语、表情语、体态语、辅助语言等的应用技巧。

◇ 素质目标

1. 体会非语言沟通的重要作用,感受老年人对非语言沟通需求的程度。
2. 在沟通过程中形成良好的非语言习惯。

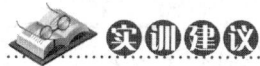 实训建议

在实训过程中以学生为主体,教师为主导,教师鼓励学生用心观察,认真记录,真诚感受。

 学时建议

2 学时。

 实训准备

1. 场地准备:能容纳 30~40 人的活动室,椅子每人 1 把。
2. 学生准备:5 人一组,共 6 组。
3. 用物准备:非语言信息观察记录表、记录纸、笔。

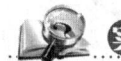 实训环节

一、会谈主题

以"我与养老院某位老人的初次会谈"为例运用贯注技巧进行一次 5 分钟的会谈。"老人"角色分别为:

刘××,男,62 岁,离休干部;

赵××,男,85 岁,退伍老兵;

周××,女,70 岁,退休教师。

二、会谈要求

会谈中每小组 5 人,一个扮演会谈实施者,一个扮演老年人,剩下 3 名为观察员,观察员按照下面给出的 5 个表(见表 6-5 至表 6-9)进行分工观察并做记录,表中第一列给定的内容为参考,不一定每一项都出现。第一轮会谈结束后,小组 5 位成员可以更换角色,再次进行。全部结束后回顾会谈过程,由老年人、会谈实施者和观察员进行反馈讨论。最后由全组同学根据记录和讨论的情况,分享表中的第三列"对此行为的感受"。

表 6-5　非语言信息观察记录表之眼神

眼神	出现频率	对此行为的感受
1. 自然的眼神接触		
2. 向下打量		
3. 向上看		
4. 看别的地方		
5. 毫无表情地注视		

表 6-6　非语言信息观察记录表之表情及头部动作

表情及头部动作	出现频率	对此行为的感受
1. 安详而有表情		
2. 适当地微笑		
3. 配合说话内容的表情		
4. 脸部表情严肃		
5. 无关的面部表情		
6. 不停地微笑		
7. 很少笑		
8. 冷漠的表情		
9. 皱眉头		
10. 过度情绪反应		
11. 肯定地点头		
12. 不停地点头注视		
13. 其他		

表 6-7　非语言信息观察记录表之身体姿势

身体姿势	出现频率	对此行为的感受
1. 稍微前倾		
2. 身体面向说话者		
3. 放松的姿势		
4. 触摸说话者		
5. 抖脚		
6. 舒适地往后靠		
7. 固定僵硬的姿势		
8. 离说话者很远		
9. 离说话者太近		
10. 不停地更换姿势		
11. 放松的手势		
12. 夸张的手势		
13. 双手交叉在前胸		
14. 其他		

表 6-8 非语言信息观察记录表之音质

音质	出现频率	对此行为的感受
1. 愉快的语调		
2. 适度的讲话速度		
3. 声音单调		
4. 太装腔作势		
5. 太小声		
6. 太大声		
7. 太快		
8. 太慢		
9. 使用口头禅		
10. 声音颤抖		
11. 结巴		
12. 其他		

表 6-9 非语言信息观察记录表之使人分心的个人习惯

使人分心的个人习惯	出现频率	对此行为的感受
1. 玩头发		
2. 玩笔		
3. 嚼口香糖		
4. 拉扯衣服		
5. 喝水或饮料		
6. 敲手指及脚		
7. 其他		

任务六　语言沟通与非语言沟通综合训练——演讲

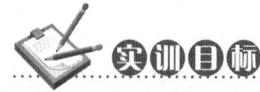

实训目标

◇ 技能目标

1. 与人交往时能够把握主题,思维清晰,准确表达。
2. 能够勇敢自信地表达个人观点,展现个人魅力。

◇ 知识目标

1. 掌握演讲的构思技巧,开头引人入胜、主体环环相扣、结尾回味无穷。
2. 掌握演讲的语言表达策略,精炼、口语化、形象生动。
3. 掌握演讲的非语言表达策略,表情与眼神、姿态与手势、仪表与风度等。

◇ 素质目标

1. 具有浓厚的学习兴趣,强烈的求知欲望。
2. 学会欣赏自己,懂得珍惜时间,感受倾听和共情的力量。

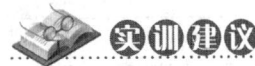 **实训建议**

1. 教师尊重学生的不同选择,接纳学生的不同观点,适时给予引导。
2. 让学生在演讲互动的过程中关注自己和听众的感受,不断地调整方法,改变策略,达到良好的演说效果。
3. 按顺序或随机抽取学生上台,适当的时候教师可鼓励学生主动上台。

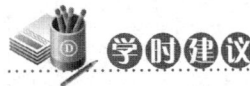 **学时建议**

2学时。

 实训准备

1. 场地准备:能容纳30~40人的活动室,椅子每人1把。
2. 学生准备:选择演讲主题。
3. 用物准备:主题演讲比赛评分表、记录纸、笔。

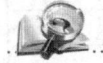 **实训环节**

一、演讲主题

1. 百度董事长李彦宏说:我自己整个成长过程,其实是慢慢学会了欣赏自己。请以"欣赏自己"为题,结合自己的成长感悟做演讲。

2. 对于中年以后的人,十年八年都好像是指缝间的事;而对于年轻人,三年五载就可以是一生一世。——选自张爱玲《十八春》
请以此段话为话题进行即兴演讲。

3. 《非暴力沟通》第八章 倾听的力量:
倾听使我们勇于面对自己的弱点。它还可以帮助我们预防潜在的暴力,使谈话生动有趣,并了解"不"和沉默所反映的感受和需要。一次又一次,我见证了,倾听帮助人们治愈心灵的创伤。
请以"倾听的力量"为主题进行演讲。

二、要求

从以上3个主题中,自选1个,自拟题目,课堂上进行演讲,时间3分钟。要求逻辑清晰,语言流畅,具有说服力和感染力。

三、评委

教师和推选的三名学生担任评委。评委根据学生演讲表现进行打分(主题演讲比赛评分表见表 6-10),算出平均分,即为每个学生最终的得分。

四、说明

所有学生在演讲前后均为观众,可按顺序或随机抽取或主动上台。

表 6-10 主题演讲比赛评分表

演讲者 _____　　　　　　总分 _____
演讲内容 _____

评价项目	评价要点	得 分
演讲内容 (40分)	1. 思想内容能紧紧围绕主题,观点正确、鲜明。见解独到,内容充实具体,生动感人(10分) 2. 材料真实、典型、新颖,事迹感人,事例生动,反映客观事实,具有普遍意义,体现时代精神(10分) 3. 讲稿结构严谨,构思巧妙,引人入胜(10分) 4. 文字简练流畅,具有较强的思想性(10分)	
语言表达 (30分)	1. 演讲者语言规范、吐字清晰,声音洪亮圆润(10分) 2. 演讲表达准确、流畅、自然(10分) 3. 语言技巧处理得当,语速恰当,语气、语调、音量、节奏、张弛符合思想感情的起伏变化,能熟练表达所演讲的内容(10分)	
形体形象 (20分)	1. 演讲者精神饱满,能较好地运用姿态、动作、手势、表情,表达对演讲稿的理解 2. 演讲者着装端庄大方,举止自然得体,有风度	
会场效果 (10分)	演讲具有较强的感染力和号召力,能较好地与听众感情融合在一起,营造良好的演讲效果;时间控制在3分钟左右	

任务七　情景模拟——与不同情境下的老年人沟通

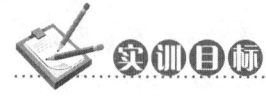

◇ 技能目标

1. 能够通过语言、姿势、表情等与老年人进行沟通,达到双方相互理解支持的目的,使老年人晚年生活更加有意义。

2. 能够与老年人亲属做好沟通,积极争取老年人亲属的理解和支持。

◇ 知识目标

1. 深入了解不同情境下老年人的心理与行为,更好地为其提供优质服务,降低养老风险,减少养老纠纷。

2. 掌握与老年人亲属沟通的原则和技巧。

◇ 素质目标

1. 加深对不同情境下老年人需求和期待的了解和体会。

2. 以尊老爱老为基础,愿意为提高老年人的生命和生活质量做出努力。

实训建议

1. 教师可以鼓励学生在所给情境中创编新的角色和情节，使其更贴近现实。
2. 让学生在沟通互动的过程中感受不同情境下老年人的需求，不断调整沟通方法，改变沟通策略，尽量满足老年人的需求，践行党的二十大报告中优先"保障人民健康"的要求，保障老年人的身心健康，感受职业的担当和使命。

学时建议

2学时。

实训准备

1. 场地准备：能容纳30～40人的活动室，椅子每人1把，场景布置。
2. 学生准备：5人一组，共6组，扮演不同角色。
3. 用物准备：记录纸、笔。

实训环节

一、情境资料

（一）情境一

一位老年人和亲属前来咨询入住养老院的事宜。亲属表示担心老年人适应不了养老院的环境，也对自己因工作繁忙要送老年人入住表示自责，而老年人既心疼自己的女儿，又对入院后的生活忐忑不安。经过照护员的热情接待和介绍，老年人顺利入住养老院。

（二）情境二

养老院80岁的李大爷，某日凌晨起床后如厕，不慎跌倒在卫生间。养老机构在发现老年人跌倒后，第一时间通知老年人家属，然后把老年人送往离养老院最近的医院。经检查，老年人被诊断为腰椎压缩性骨折，医生建议老年人回养老院由专业照护员为老年人提供保守治疗，加强护理。后来老年人慢慢好转，并能够自主起床和如厕，家属对养老院表示万分感谢。

（三）情境三

70岁的王奶奶在某养老院入住一个月后，觉得饭菜不合胃口，与同屋的人作息时间也不一样，非常不适应这里的生活，准备由其家属接出院外生活。工作人员与老年人和家属沟通出院事宜。

（四）情境四

有智力障碍的陈爷爷主动给少言寡语的张爷爷叠衣服，张爷爷不喜欢别人碰自己的东西，抬手就给了陈爷爷两拳。同屋的其他老年人看见了，转身对别的老年人说这件事，传着传着情节就变了样。大家都不肯与张爷爷多说话，觉得张爷爷会欺负人，难相处。照护员知道了，帮助老人们处理了矛盾和误会，促进了老年人之间的沟通。

（五）情境五

一位老年人入住养老院三年了，入住时老年人生活能够自理，费用为每月1800元。现在经过专业评估，老年人生活自理能力下降，需要部分协助。但是这需要增加部分费用，这个时候老年人和家属都不愿意增加费用，还认为养老院收费太高，他们承担不起，但是他们又不愿意出院。照护员与老年人及其家属进行了沟通，他们最终认可了收费的合理性。

（六）情境六

中午，某养老院工作人员小王巡查老年人的午休情况，看见一位老年人把衣服都脱了，坐在床边。经询问得知，老年人哭诉有照护员答应给他洗澡，他回房间准备好了，可是半个小时都过去了，还是没有人过来，老年人越说越气愤、激动，小王听后给老年人道歉，并协助给老年人洗澡，安抚老年人的情绪。经调查得知了事情的真相：原来老年人中餐后要求照护员给洗澡，由于用餐时间较忙，照护员对老人说："好，等中班的人过来，现在忙不过来，不好意思啊。"由于该老年人耳背，只听到了"好"字，就回房间开始准备洗澡，于是发生了前面的情况。

二、实训过程

1. 每个小组选择一个不同情境，讨论分析情境的特殊性及沟通要点，编写对白并排练，要求情节完整合理，人物角色清晰，每个成员均有戏份。（45分钟）
2. 各小组上台演绎所选情境，体现语言沟通和非语言沟通技巧。（30分钟）
3. 请每组学生对各小组演绎作品进行点评，提出看法。（10分钟）
4. 教师总结点评。（5分钟）

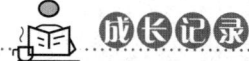

该任务的团队成长情况请记录在表6-11中。

表6-11 成长记录

团队名称		团队口号	
最感动的时刻			
最大的收获			
给团队每一位同学鼓励的话			
下阶段个人（团队）发展愿望			

任务八　情景模拟——与不同心境下的老年人沟通

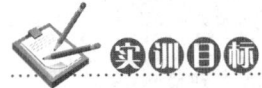

◇ 技能目标

1. 能够及时发现和判断老年人的情绪健康问题及各种细微变化,准确、全面地评估老年人的需要。

2. 能够通过真诚沟通,帮助老年人正确地认识和对待自己的情绪,给予老年人精神上的理解、鼓励、安慰和共情,进而赢得老年人的信任,增强老年人的安全感。

3. 能够认真倾听老年人并适时给予回应和赞扬,使其合理宣泄心中的烦恼,得到心理上的满足。

4. 能够结合各种康养活动,如钓鱼、画画、书法、摄影、跳舞等,帮助老年人锻炼身体,结交朋友,调节情绪,体会到自身价值和生活的意义。

◇ 知识目标

1. 掌握与老年人沟通的不同方法,如建立信任和尊重的关系,给予老年人充分表达和倾诉的机会,引导老年人改变不合理的看法和态度,保护老年人隐私等。

2. 掌握老年人心理护理技能,给予老年人理解和接纳。

3. 理解老年人情绪变化的种类和情绪爆发的原因。

◇ 素质目标

1. 树立正确的老年观念,尤其是对老年人心理健康问题的关注,能够及时给予老年人支持、关爱和力量。

2. 树立正确的服务观念,具有高度责任心、爱心、耐心及奉献精神,在与老年人沟通中全身心地投入,与老年人一起,真正融入养老院的生活,在共同生活的环境中影响老年人、关爱老年人,让老年人能够安享晚年,把社会主义核心价值观融入爱老敬老的工作中。

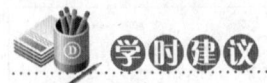

1. 教师可以建议学生在课前阅读有关老年人心理发展特点和老年人心理情绪问题的书籍或资料,提高课堂学习效果。

2. 让学生在沟通互动的过程中感受不同心境下老年人的状态和需求,不断调整沟通方式,改变沟通策略,使老年人的情绪得以缓和,心理得到满足。

学时建议

2学时。

项目六 老年人际沟通与礼仪

实训准备

1. 场地准备：能容纳 30~40 人的活动室，椅子每人 1 把，场景布置。
2. 学生准备：5 人一组，共 6 组。学生应提前了解老年人心理发展特点和可能产生的问题，分别扮演不同角色。
3. 用物准备：记录纸、笔。

实训环节

一、情境资料

（一）情境一

张大妈，年近 70 岁，前几年老伴去世，为了照顾出生不久的小孙子，她从农村来到儿子工作的城市。虽然已生活两年了，但依然不习惯。邻居之间互相不来往，与其他老年人因为口音不同，听不懂，也少有共同话题。在城市里走出小区就不知道东西南北，没有儿子儿媳带着，就不敢乘公交车、地铁，也不知道要去哪里，觉得城市里的生活就像被软禁起来一样，始终不自在。社区工作人员了解情况后，与张大妈交谈了起来。

（二）情境二

周大爷曾经是某一领域的专家，虽然已经退休了，但是找他咨询、指导工作的人仍然非常多，老人每天都很忙碌，却很开心。后来，老人生了一场大病，开始变得无法自理，为了减轻子女的负担，子女也为了让老人得到周到的服务，经与老人商量，把老人送到了养老院。可是入住养老院后，再也没人来找老人了，老人感到失落与无助，情绪非常低落，并出现了拒绝饮食、打骂工作人员的行为。

（三）情境三

李奶奶因为身体患有多种疾病，儿女照顾压力太大，加上缺乏照护专业知识，不得已把老人送到养老院。但是老人入住后，虽然得到了及时治疗和专业照护，但老人还是认为这里的治疗水平比医院差远了，担心一旦自己病情突发或恶化，不能得到有效救治，尤其是看到旁边屋里一位老年人因病去世后，更是担心自己的病情随时会加重，整日惶恐不安。

（四）情境四

夏大爷 79 岁，没有子女，某国企退休工人，和老伴儿一起入住了养老院。一年前，李大爷的老伴儿去世了，他把老伴儿的照片摆在房间里，并拒绝院方安排其他老年人入住这个房间。他经常独来独往，也不爱主动讲话，有时望着远处发呆，有时自言自语，对外界的动向常常无动于衷，只有提及他过去的老伴儿时，才眼含泪花。

（五）情境五

邓大爷退休后，与公司同事关系渐渐疏远，平时生活中来往的朋友也比较少，子女已经在外地成家立业。老年人患有高血压、心脏病等长期慢性疾病。他的妻子也由于腰椎间盘突出症而做了手术，身体比较虚弱，行动不便。近来因为房屋漏水问题导致卧室无法居住，并且呈现出逐步蔓延扩大的趋势，使得夫妻两人非常焦虑，引发了头疼、失眠、食欲下降等一

173

系列问题,社区工作人员上门了解情况。

(六) 情境六

自从王奶奶的丈夫去世后,她一直独自居住,身患多种疾病,日常生活基本能够自理,因子女不放心其一人居住,且没有时间照顾,经再三劝说后将其送入养老院,王奶奶内心极不情愿。刚到养老院的几天,整日以泪洗面,认为自己被子女抛弃了。王奶奶很爱干净,但同寝室的老年人患有严重痴呆,经常随地大小便,因此王奶奶常与其照护员发生冲突。王奶奶性格较孤僻,平时独来独往。虽然子女在周末和节假日会来看望老人,但王奶奶常常处于孤单寂寞、被抛弃的情绪中无法自拔。寂寞和疏离感让王奶奶难以找到继续活下去的价值。

二、实训过程

1. 每组有一人分别扮演抱怨的老年人、愤怒的老年人、疑心重的老年人、孤独的老年人、焦虑的老年人和忧郁的老年人,把有这些情绪的老年人的状态模拟出来,然后和其他成员一起讨论情绪问题给老年人造成的困扰,思考如何护理有情绪困扰的老年人。讨论分析沟通要点,编写对白并排练,要求情节完整合理,态度方法得当,能够缓和或解决老年人的心理情绪问题。(45分钟)

2. 各小组上台演绎所选情境,体现合理的态度和沟通方式。(30分钟)

3. 请每组学生对演绎作品进行点评,提出看法。(10分钟)

4. 教师总结点评。(5分钟)

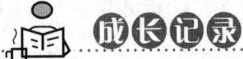

该任务的团队成长情况请记录在表 6-12 中。

表 6-12 成长记录

团队名称		团队口号	
最感动的时刻			
最大的收获			
给团队每一位同学鼓励的话			
下阶段个人(团队)发展愿望			

任务九　老年服务人员微笑及目光训练——微笑天使

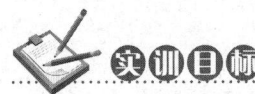 **实训目标**

◇ 技能目标
1. 能够在工作和生活中应用微笑礼仪,表达善意。
2. 能够正确用目光表达关注和真诚。

◇ 知识目标
1. 掌握目光注视的部位、方式及持续时间。
2. 了解微笑训练的方式,多向他人报以微笑。

◇ 素质目标
1. 注意避免出现几种不良的仪态。
2. 加强内在修养,培养积极向上的心态,形成包容坦荡的胸怀。

 **实训建议**

1. 教师可以提前下载一些关于眼神、微笑练习的视频,供学生参考。
2. 教师可适时增加与学生的互动,如请学生上台进行演示练习,可以提高学生练习的兴趣,活跃课堂气氛,增强练习效果。

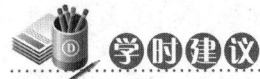 **学时建议**

2学时。

 **实训准备**

1. 场地准备:能容纳30~40人的活动室,椅子每人1把。
2. 学生准备:自行分组,2人一组。
3. 用物准备:镜子、筷子、微笑操视频。

 **实训环节**

一、练习目光(10分钟)

教师讲解目光注视部位,一般为社交区域,即两眼到嘴巴之间的范围,体现平等交往。不同目光注视方式代表含义:仰视代表谦卑,俯视代表傲慢,平视体现平等。学生以2人为一组进行练习,体会目光注视部位、方式及持续时间的不同带给人的不同感受。

二、练习眉眼笑(25分钟)

(一)挑眉练习

教师可以喊八拍,学生跟着练习。

(二)眼神笑练习

即两人面对面,保持微笑的状态,然后用手或书遮挡嘴部和脸部,只留下眼睛,让嘴部恢复正常,眼睛保持微笑的状态,可以让学生用眼神向对方表达赞美。

三、练习嘴型笑(25分钟)

(一)脸部肌肉热身

发"a、o、e、i、u"五个音练习嘴角周围的肌肉。

(二)对镜练习法

对着镜子发出"一""茄子""钱"等音,露出八颗牙齿,嘴角保持上扬状态30秒,还原,再继续练习。最后可用漱口状做放松练习。

(三)筷子练习法

用上下两颗门牙轻轻咬住筷子,嘴角高于筷子的水平线,露出八颗牙齿,嘴角保持30秒,然后放松,继续练习。可用漱口状做放松练习。练完后,可以请10位学生上台,以2人为一组,面对面微笑,互相赞美,如"您笑起来真好看!"

四、微笑操(10分钟)

2人为一组,跟着视频一起做微笑操。

五、"最美的微笑"拍照并上传(20分钟)

每位同学拍一张"最美的微笑"自拍照,也可以与同学自由合照,最后上传到学习平台作业区。

任务十 老年服务人员面部及头部妆饰训练——淡妆浓抹总相宜

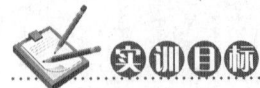

◇ 技能目标
1. 能够遵循仪容修饰的基本原则,对面部、头部等进行修饰。
2. 能够根据化妆程序结合个体的脸型和肤色,化出适宜的职业妆。
◇ 知识目标
1. 掌握仪容修饰的原则与注意事项。

2. 了解化妆的程序和禁忌。
◇ 素质目标
1. 体会交流沟通的重要性,感受同学之间互帮互助的快乐。
2. 自信大方,敢于展示自我,增强发现美、追求美、创造美的意识。

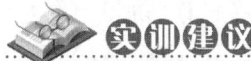 实训建议

1. 教师可鼓励男生积极参与,如有个别男生不愿意参与,也不应勉强。
2. 在最后的展示环节,教师可以请之前从没化过妆的学生谈谈自己对化妆的看法及自己化妆后的感受。

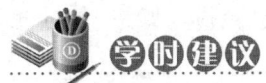 学时建议

2学时。

 实训准备

1. 场地准备:能容纳30～40人的活动室,椅子每人1把,大桌子6人一张。
2. 学生准备:自行分组,2～3人一组。
3. 用物准备:学生自备化妆品。

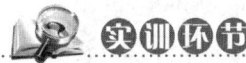 实训环节

一、请对着镜子完成以下自检仪容的练习(10分钟)

请学生检查一下仪容现况,包括脸部、眼睛、眉毛、鼻子、嘴巴、耳朵、脖子、胳膊、手部、腿部、脚部、汗毛等部位,看看它们的清洁度和健康程度如何,自己是否满意,还有哪些部位需要进一步修饰。

二、自测肤质(5分钟)

请学生将1张面巾纸覆盖在自己的面部,用力按压后取下,观察纸面油迹的多少。如果纸面油迹较多,说明肤质是油性的;如果纸面油迹适中,则肤质是中性的;如果纸面几乎没有变化,则是干性的;如果纸面只有三角区带有油迹,则是混合性的。

三、化妆训练(55分钟)

举办一次以"美丽密码"为主题的化妆比赛:
学生自备化妆品,2～3人一组,其中一人当模特,一人为模特化妆,另一人当助手,按照下列步骤练习老年服务人员职业妆,教师巡回指导。

1. 清洁护肤：洁面、涂爽肤水、润肤乳、面霜、防晒、隔离等。
2. 打粉底：选择使皮肤提亮一到两个色号的粉底液，均匀涂抹，包括颈部、眼角、鼻翼、嘴角等区域。
3. 修眉：先找到眉头（鼻翼、内眼角连线与眉毛交汇处）、眉峰（鼻翼、眼球连线与眉毛交汇处）、眉尾（鼻翼、外眼角连线与眉毛交汇处），画出眉形轮廓，再用眉笔或眉粉填充，然后用眉梳或眉刷，将眉毛梳顺。多余的眉毛可用修眉刀剔除，眉毛过长可用修眉剪修理。
4. 画眼线：紧贴睫毛根部开始画，眼线膏和眼线笔可以从前到后一段一段画，眼线液可以一笔画出。
5. 涂眼影：颜色从上到下由浅而深，过渡自然，显示出层次感。
6. 刷睫毛膏：可用Z字形手法，涂抹会更均匀浓密。
7. 打腮红：选择与肤色相近的色调，根据脸型打腮红。
8. 涂口红：先用唇线笔勾画出理想的唇形轮廓，再涂口红，口红颜色应与眼影、腮红属同一色系，体现妆面的和谐之美。

四、展示环节（20分钟）

化妆结束后，可以请化妆师和模特上台展示，并谈谈自己对化妆的看法及化妆过程中的感受。

任务十一　老年服务人员举止礼仪训练——优雅天使

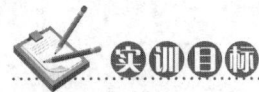 实训目标

◇ 技能目标
1. 能够通过练习具备优雅端庄的仪态举止，体现个人气质和魅力。
2. 能够在工作和生活中恰当地展示自己的仪态举止，给人留下美好印象。
◇ 知识目标
1. 掌握站姿、坐姿、走姿、蹲姿、手姿等礼仪规范。
2. 掌握端治疗盘、持病历夹、推治疗车、推轮椅等姿势的礼仪规范。
◇ 素质目标
1. 具有自信、大方、勇敢的品质，塑造自身美的形象。
2. 具有良好的职业风范，增强对专业的认识及提高热爱程度，培养爱岗敬业的精神。

实训建议

1. 教师可以为学生做示范，或者下载相关举止礼仪练习视频，供学生练习参考。
2. 教师可适时调整项目练习的顺序和时间，以多种方式与学生互动，激发学生练习的兴趣。

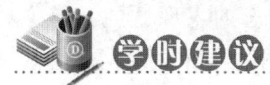

学时建议

2 学时。

实训准备

1. 场地准备：能容纳 30～40 人的形体训练室，椅子每人 1 把。
2. 学生准备：5 人一组，每室 6 组。
3. 用物准备：工作服、搭配鞋袜、薄书、治疗盘 5 个、病历夹 5 个、治疗车 5 个、轮椅 3 个。

实训环节

一、实训要求

（一）站姿训练

1. 贴墙训练：后脚跟、臀部、双肩、后脑勺紧贴墙壁，手放在腰和墙之间，没有多余空间。
2. 顶书练习：颈部挺直，下颌内收，上身挺直把书放在头顶上，使书不掉下来。

（二）坐姿训练

位置：坐满椅面的 1/2～2/3 部分。

上半身要求：头正、颈直、肩平、收腹、立腰，目视前方，面容平和或面带微笑。腿部可有以下不同坐姿形式。

1. 女士：

（1）标准式：双膝双脚并拢，上身与大腿、大腿与小腿、小腿与地面均为直角，双手相握放在腿上。

（2）侧点式：双腿并拢一同向左或向右斜放，与地面构成 30～45°夹角，双手相握放在腿上。

（3）曲直式：膝盖并拢，一脚稍前，一脚稍后，双手相握放在腿上。

（4）重叠式：一腿向左或向右斜放，另一腿从上面叠放，两腿并拢，膝盖并拢，双手相握放在上面的腿上。

2. 男士：

（1）标准式：双腿分开，不超过肩宽，上身与大腿、大腿与小腿、小腿与地面均为直角，双手分开放在双腿上。

（2）前伸式：膝盖分开，一脚稍前，一脚稍后，双手分开放在双腿上。

（3）重叠式：一腿垂直于地面，另一腿从上面叠放，膝盖并拢，脚底向下，双手相叠放在上面的膝盖上。

3. 入座、离座注意事项：

（1）注意顺序：若与他人一起入座，则落座时一定要讲究先后顺序，礼让尊长，即请尊者先入座,平辈之间或亲友之间可同时入座。无论如何,抢先就座都是失态的表现。

(2) 先挪后座:如果要移动椅子的位置,应先把椅子轻移到欲就座处,然后就座。坐在椅子上移动位置,是有违社交礼仪的。

(3) 左进左出:无论是走向座位还是离开座位,通常都是从椅子左侧一方进行的,从左侧一方进入或离开自己的座位,简称为"左进左出",在正式场合一定要遵守。

(4) 落座无声:无论是移动座位还是落座、调整坐姿,都应不慌不忙,悄然无声,这本身也体现了一种教养。

(5) 入座得法:入座时,应背对座位,如距其较远,可将右脚后移半步,待腿部接触座位边缘后,再轻轻坐下。着裙装时,通常应先用双手抚平裙摆,再坐下。

(6) 离座谨慎:离开座位时不要突然站起,惊吓他人,也不要弄出声响,或把身边的东西弄到地上。

(三) 走姿训练

1. 女士:步态轻盈,步幅适中,步位直平,步韵轻快。
2. 男士:抬头挺胸,有自信,步幅稍大(稍大于一脚长),走成两条直线。

(四) 蹲姿训练

蹲姿在站姿的基础上,两脚前后分开约半步,单膝点地或双腿一高一低,互为倚靠,单手或双手将平裙摆,下蹲使身体正侧或斜侧,用单手或双手捡取物品。

(五) 手势礼训练

1. 横摆式:这种手势常用于介绍、指示方向,其要领是将手臂向同侧方向曲臂展开。
2. 斜臂式:这种手势多用于"请坐""请喝茶"等接待中,可依据"座位""茶杯"放置的位置将右手臂伸向左下方或正前方。

(六) 端治疗盘的姿势

双手托住治疗盘底两侧边缘的中部,肘关节呈直角,使治疗盘自然贴近躯干。取放、行进平稳,开门时以一手或肩部将门轻轻推开,不可用脚踢门或用膝盖顶门。

(七) 持病历夹的姿势

在站姿的基础上,左手握住病历夹边缘侧1/3处,放在前臂内侧,底边靠近腰部,病历夹前缘略外翘;持病历夹行走时,用左手持病历夹中间,右手自然摆动。

(八) 推治疗车的姿势

照护员位于治疗车之后,双手扶把,稳好方向,双臂均匀用力,抬头、挺胸、直背,躯干略前倾,使身体重心前移,行进、停放平稳。入室前先停车,用手开门后再推车入门,不可以用车撞门,入室后应先关门,再推车。

(九) 推轮椅的姿势

与老年人打招呼,说明情况后,推轮椅至床旁,使轮椅与床尾齐平,拉好刹车,固定轮椅。扶老年人坐起,协助穿衣、穿鞋,协助老年人站立,缓慢旋转身体,坐于轮椅上。调整坐姿,翻下脚踏板,放好脚,系好安全带,根据需要盖上毛毯。松刹车,照护员站在轮椅后面,两手扶住把手前进,适时与老年人交谈。

二、实训过程

1. 教师可先指导学生集体练习站姿、坐姿、蹲姿、手姿,再指导学生以小组形式练习其他项目,最后学生可以自由练习所有项目,教师巡回指导。(60分钟)
2. 最后每个小组上台进行举止礼仪的展示,可进行编排或融入情景。(30分钟)

任务十二　老年照护人员综合面试训练

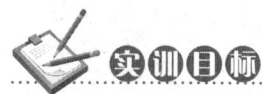

◇ 技能目标

1. 能够综合应用仪容、服饰、举止、目光、微笑、社交等礼仪塑造个人良好形象,展示个人魅力。
2. 能够恰当地运用语言沟通和非语言沟通的原则和技巧,达到沟通的目的。
3. 能够根据自身特点制作个人简历,掌握面试技能。

◇ 知识目标

1. 了解个人简历包含的项目内容,了解面试的一般程序。
2. 掌握面试时敲门、微笑、走姿、站姿、鞠躬、问候等礼仪的注意事项。
3. 理解和体会面试礼仪对于面试成功的重要性。

◇ 素质目标

1. 具有平等的心态、自信的状态和真诚的态度。
2. 增强应对困难和突发状况的心理素质。

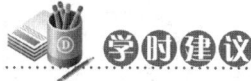

1. 教师可以在学生面试结束后即时给予点评和指导,也可以在所有学生面试结束后统一给予指导。
2. 面试过程中多给予鼓励,也可以适时地请观摩的学生提出面试学生存在的问题,这样有助于他们集中注意力,增加思考,更熟悉面试时需要注意的细节。

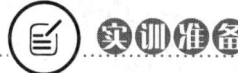

2学时。

实训准备

1. 场地准备:能容纳30～40人的活动室,椅子每人1把,模拟面试现场。

2. 学生准备：个人简历、良好形象和心态。
3. 用物准备：面试评分表、记录本、笔。

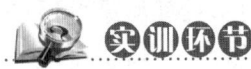实训环节

一、模拟面试场景

某养老院来我校招聘老年照护人员 10 名，要求技术熟练，能力出众，热情大方，有爱心，责任心强。

二、评委

教师和推选的三名学生担任评委。

三、候考

模拟面试的学生先在备考室等候，由负责组织的同学按顺序依次通知并引导，进入面试现场。

四、面试

面试时学生先进行自我介绍，并回答评委随机提出的一到两个问题，评委根据学生面试表现和提交的个人简历依次为面试学生进行打分（应聘人员面试评分表见表 6-13），算出平均分，即为每位学生最终的得分。

五、说明

参加完面试的学生可以进行观摩，相互学习面试技巧，熟悉面试流程，提升自身能力，增强心理素质。

六、总结

面试结束后，教师对参加面试的学生进行总结点评，对面试中存在的普遍问题进行分析总结，为学生在真正的招聘面试中积累经验，打下良好基础。

附：结构化问题。
1. 您胜任这份工作的优势在哪里？
2. 别人批评您时，您一般会如何应对？
3. 为什么要选择养老照护员这个职位，对于这个职位，您有什么认识？
4. 您有什么样的职业规划？
5. 您对应聘的岗位有什么想法，打算如何开展工作？
6. 您对薪酬有什么要求？
7. 曾经让您觉得自豪的一件事是什么？为什么？
8. 您觉得让老年人"老有所依、老有所养"，需要做些什么？

9. 您值班的时候,突然一位老年人在您面前晕倒,您会怎么做?
10. 您对老龄化社会这个问题怎么看?

表6-13　应聘人员面试评分表

面试评分要素	分值	评分要点	评分等级			评分
			好	中	差	
仪态举止	5	仪表端庄自然,服饰得体大方、举止稳重朴实,精神面貌良好	4～5	2～3	0～1	
沟通表达能力	10	言语是否清晰、标准,表达是否准确、流畅,以及语言是否具有条理性、感染力与说服力	8～10	5～7	1～4	
诚实和忠诚度	10	对企业或个人真实无欺、遵守承诺,并且愿意为企业的发展贡献自己的一份力量	8～10	5～7	1～4	
逻辑思维能力	10	思维的敏捷性、条理性与广度、深度;逻辑性和严密性;判断分析问题是否全面、准确、辩证、深刻,有理有据	8～10	5～7	1～4	
协调与应变能力	10	反应的机敏程度;人际沟通、合作的意识、能力与技巧;面对压力时的心理承受力和自制力	8～10	5～7	1～4	
专业素养	20	对专业理论及相关知识的了解、掌握程度,专业素养的高低	15～20	9～14	1～8	
解决实际问题的能力	25	能否理论联系实际;分析、处理问题的原则性、灵活性、有效性;适应岗位需求的实际工作能力与业务能力	20～25	14～19	1～13	
研究与发展潜力	10	个人对本专业发展前瞻性的认识和创造能力、研究能力、完成能力;有无新观点、新思路、新办法	8～10	5～7	1～4	
合计	100	总分				

考评者意见:

签名:　　　　　日期:

最终决定:　　□复试　　□拒绝　　□录用　　□考虑

项目七 老年人社会工作实践

任务一 个案工作

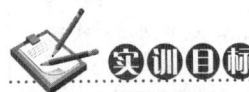 **实训目标**

◇ 技能目标
1. 能够根据老年人的生理、心理、社会等问题选择合适的个案工作模式。
2. 能正确、恰当地运用会谈技巧。
3. 能够独立开展老年人个案工作。

◇ 知识目标
掌握老年人个案工作的开展流程。

◇ 素质目标
1. 具有尊老、敬老的意识。
2. 具有老年人个案工作的实施能力。
3. 具有较强的应变能力。

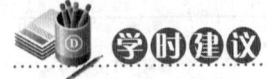 **实训建议**

1. 在实训过程中以学生为主体,教师为主导,教师注意鼓励学生。
2. 在活动开展过程中应考虑到老年人的心理、生理特点,选择合适的沟通方式。

学时建议

2学时。

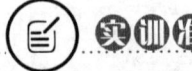 **实训准备**

1. 场地准备:安静、整洁的个案工作室。
2. 学生准备:2人一组。

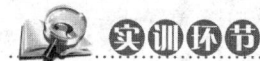

一、案例一

李奶奶今年75岁,现住养老院,患有高血压、心脏疾病。两个儿子均在外地工作,由于距离较远、工作较忙,两个儿子很少到养老院探望。随着时间的推移,对李奶奶越来越忽视。看到别人的子女经常来看望,对比之下,李奶奶觉得自己被抛弃,加上自己高血压没钱买药,内心非常孤独而无助,平时参与活动的次数和积极性也降低了,和其他老年人的交流也逐渐变少。有一天,李奶奶拿出自己收集的安眠药说要自杀。如果您是养老机构的社工,您怎样处理李奶奶的问题?

二、介入

(一)接案(略)

(二)预估

1. 人口特征资料

李奶奶,75岁,汉族,S省H市人。

2. 身体健康状况

年龄较大、患有高血压、心脏病,体力和精力不能支撑长时间的活动。

3. 心理功能

智力、记忆力轻微下降,心理出现危机,准备自杀。

4. 日常生活能力

有基本的行动、行走能力,日常生活等各方面基本上能自理。

5. 情绪状况

情绪低落,孤独而无助。

6. 社会功能

(1) 社工、护理人员会定时与李奶奶聊天,了解李奶奶的近况,一方面在必要时帮助协调解决问题,另一方面满足李奶奶沟通、表达、被关心的需要。

(2) 在日常生活中,老年人之间的交流在一定程度上能减少老年人的孤独感,但李奶奶在养老院中的朋友比较少,缺乏沟通交流。

(3) 李奶奶的儿子看望她的次数比较少,因此家庭情感方面的支持相对缺乏,容易导致李奶奶产生孤独感。

7. 经济状况

无法负担日常生活开支。

(三)服务目标

1. 总目标

解除服务对象的自杀危机,使服务对象获得家人的情感和经济支持,重拾生活信心。

2. 具体目标

(1) 解除李奶奶的自杀危机,使得李奶奶获得一定的情感支持,缓解李奶奶的情绪。

(2)改善李奶奶与儿子的关系,让儿子常来养老院看望李奶奶并承担赡养责任。

(3)处理老年人的健康问题,促进其身体功能恢复。

(四)提供服务

1. 服务实施初期

社工首先应该引导李奶奶自由地表达和发泄内心情绪,以达到缓解其心理压力的目的,打消其自杀念头,解除其自杀危机。社工适时地提及李奶奶所关爱惦念的子女和孙女外孙、关心她爱护她的人,明确阐明其对家庭和亲友的意义,唤起她对生活的留恋和对生命的珍惜。

2. 服务实施中期

社工联系李奶奶的两个儿子,向他们说明李奶奶目前存在的困难,并说服两个儿子承担李奶奶的日常生活开支,同时鼓励他们多关心李奶奶,定期探望李奶奶。鼓励李奶奶联系以前的同事、朋友,运用友谊的力量协助李奶奶走出困境。

3. 服务实施后期

(1)加强李奶奶的人际交往,让李奶奶对生活充满信心。

(2)联系机构医生为李奶奶制订健康管理方案,鼓励李奶奶实施方案缓解高血压,增进身体健康。

(3)鼓励李奶奶积极投入养老机构文娱活动之中,实现自身价值,提高自我认知度,重拾生活的信心。

(五)结案(略)

(六)评估(略)

任务二　小组工作

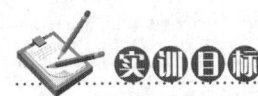

◇ 技能目标

1. 能够根据老年人的特点选择适合的小组活动。
2. 能成功地组织开展小组活动。
3. 能设计面向老年人的小组活动。

◇ 知识目标

掌握老年人小组活动的开展流程。

◇ 素质目标

1. 具有尊老、敬老的意识。
2. 具有基本的组织与协调能力。
3. 具有团队协作精神。

实训建议

1. 在实训过程中以学生为主体、教师为主导,教师注意鼓励学生。
2. 在活动开展过程中,考虑到老年人的心理、生理特点,选择合适的沟通方式。

学时建议

4 学时。

实训准备

1. 场地准备:能容纳 30~40 人的活动室,椅子每人 1 把。
2. 学生准备:6 人一组,共 5~6 组。
3. 用物准备:10 个 50 厘米长的"U"形塑料管道(竹筒)、10 个乒乓球、计时器、纸、笔、气球。

实训环节

一、案例一

某养老中心老年人平均年龄约 70 岁,身体功能发生衰退,体力、精力不足,每天活动较为单一,大部分时间都在屋内坐着。如果您是该养老中心的社工,计划开展一期促进老年人之间沟通交流、丰富老年人的小组活动,同时让老年人活动肢体,促进健康,请设计两种适合的小组活动。

(一)竹筒传球(20 分钟)

活动安排见表 7-1。

表 7-1 竹筒传球活动安排

目标	内容
促进小组成员之间的沟通交流,通过活动肢体,促进老年人的身体健康	(1)每组老年人坐成一排,手拿"竹筒",依次相连,等社工发令后,开始传球。 (2)"竹筒"内放一乒乓球,由每个老年人调整竹筒使球滚动传向竹筐。 (3)10 分钟内,哪组的竹筐内球最多即获胜。若两组一样多,则进入加时赛,哪组在短时间内多进一球即获胜。 (4)社工总结,鼓励两组老人

(二)球不落地(45 分钟)

活动安排见表 7-2。

表 7-2 球不落地活动安排

目标	内容
促进小组成员之间的沟通交流。通过活动肢体,促进老年人的身体健康	(1) 将老年人按照每组 6 人进行分组。 (2) 让每组老年人围成一个圆圈,手拉手不能松开。 (3) 社工将一个准备好的气球抛到圈内,要求老年人只能用手保持气球不落地。 (4) 对老年人保持气球不落地的时间进行计算,时间最长的小组即获胜。 (5) 社工总结,鼓励两组老年人

二、案例二

社工小周发现在养老机构中,大多数老年人的生活很单调、沉闷,子女忙于工作很少探望,内心孤独,整日无所事事,自我价值感低,觉得活着没有意义,整天唉声叹气,度日如年。小周决定将这些老年人组织起来,通过小组工作的形式,帮助老年人更好地适应老年生活,促进老年人提升自信,使老年人身心愉快。

优点大轰炸(25 分钟)

活动安排见表 7-3。

表 7-3 优点大轰炸活动安排

目标	内容
促进小组成员的相互支持,让小组成员了解自己的优点,提升自信心	(1) 通过自荐方式选出第一位接受优点轰炸的老年人,其他老年人依次充当中心人物。 (2) 每个小组成员轮流对老年人的优点或所欣赏之处(如性格、处事方式等)称赞,只说优点,态度要真诚,努力去发现别人的长处,不能毫无根据地吹捧。 (3) 每位老年人轮流分享自己的感受。 (4) 社工总结,鼓励老年人

三、案例三

社工小孙发现在养老机构中,老年人情绪低落,呈现抑郁状态,对自己的事情不能做决定,碰到问题畏缩,缺乏自信心,小孙决定将这些老年人组织起来,通过小组工作的形式,帮助老年人改善情绪状态,提高应对问题的能力。

最快乐的时刻(45 分钟)

活动安排见表 7-4。

表 7-4 最快乐的时刻活动安排

目标	内容
通过让老年人回忆幸福快乐的时刻或成功的时刻,改善老年人的情绪,提升应对困难的能力	(1) 社工请老年人安静闭目,然后找出一个自己人生中最快乐的经历或时刻。 (2) 5 分钟后,鼓励老年人说出自己的经历。 (3) 社工与其他小组成员协助老年人明确叙述时快乐的感受,并分析快乐的缘由,促使老年人对自己产生一些新的发现。 (4) 社工总结,鼓励老年人

四、案例四

社工小吴发现在养老机构中,部分老年人有失眠、慢性病等健康问题,许多老年人还对生活中的一些小问题感到困惑,自己不会处理。小吴了解到党的二十大报告提出"实施积极应对人口老龄化国家战略,发展养老事业和养老产业,优化孤寡老人服务,推动实现全体老年人享有基本养老服务"。深受鼓舞,决定立足岗位主动承担养老责任,他计划将这些老年人组织起来,通过小组工作的形式帮助老年人相互支持,共同解决困扰的问题。

问题大串联(45 分钟)

活动安排见表 7-5。

表 7-5　问题大串联活动安排

目标	内容
通过学习他人的经验促进自己成长	(1) 社工将事先准备好的同样规格的纸条发到每位老年人的手中。 (2) 要求老年人将自己近来感到棘手的问题(最多 2 个)写到纸条上不署名,交给社工。 (3) 将收上来的纸条打乱,让小组成员"抽签"。 (4) 老年人抽到哪个问题就按照自己的经验对哪个问题给予回答,其他成员可以提供建议。 (5) 老年人轮流直至讲完,社工进行总结。 注意: ① 若抽到自己的问题,允许重新抽一次。 ② 老年人若不会写字,社工需要代写

项目八　老年人活动策划与组织

任务一　展示个人魅力及组建实训小组

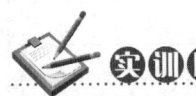 **实训目标**

◇ 技能目标
1. 能够勇于发出组建小组的号召,或者充分展示自己以被吸纳为小组成员。
2. 能够快速融入活动,消除与他人之间的陌生感,展示个人魅力。

◇ 知识目标

理解和体会组建团队的重要性及团队合作的意义。

◇ 素质目标
1. 具有浓厚的学习兴趣,强烈的求知欲望,团队责任感及荣誉感。
2. 增强学习的积极性和主动性。
3. 培养团队精神,增进小组成员之间的感情和团队凝聚力。

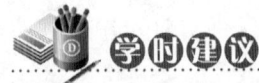 **实训建议**

1. 在实训过程中,教师应发挥主动性,积极调动学生的积极性,尽量让每位学生都参与进来,给予学生展示的机会。
2. 控制好活动进度、节奏,灵活应对突发问题。
3. 在初次实训课上,向学生说明实训教学的上课方法及评价方法。

学时建议

2学时。

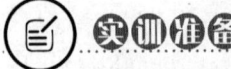 **实训准备**

1. 教师准备:提前发放实训任务、实训目标、实训要求,帮助学生准备实训用物。
2. 学生准备:提前分组,衣着整洁。

3. 场地准备：实训室（可容纳 40～50 名学生开展活动）。
4. 用物准备：A4 纸、彩笔、扩音喇叭等。

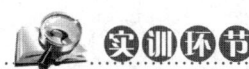 实训环节

一、教师说明实训教学的上课方法及评价方法

党的二十大报告强调：实施积极应对人口老龄化国家战略，发展养老事业和养老产业。老年人对养老服务的需求越来越高。通过学习，学生掌握策划组织老年人活动的相关知识，具备策划组织老年人活动的能力，在工作岗位中能组织老年人进行一系列活动，丰富老年人的精神文化生活，进而提升养老服务质量。"老年人活动策划与组织"实训项目教学采用任务驱动法，学生以小组为单位共同完成实训任务。实训任务大多需要采用情景模拟、角色扮演的方式进行。在小组活动过程中，其他同学有责任和义务扮演老年人以配合小组任务。任务采用三方评价的方式进行评价，即教师评价、学生评价、自我评价。针对单次实训任务，各方评价得分及所占比例建议如下：满分 100 分，教师以小组为单位评分，小组得分即个人得分，评价占比 80%；学生以小组为单位评分，小组得分即个人得分，评价占比 10%；以小组为单位进行自我评价，总分为 10 分，按照个人组内贡献，小组内协商对个人进行评分。

二、团队成员招募

（一）环节一

教师公布团队组建要求：团队成员人数 5～6 人，根据班级总人数确定团队数量。

（二）环节二

学生自荐成为队长并进行团队成员招募。招募者要介绍自己的优点与能力，阐述团队特点及团队成员需要满足的条件。意向加入该团队的同学表达自己想成为团队成员的意愿，并积极展现个人魅力，争取被队长吸纳为团队成员。队长有权利接受或拒绝该同学。5～6 人成团，没有组团成功的学生将被自动编为一组。

三、团队建设（团队成立，确定团队名称、团队口号，绘制团队队徽）

（一）环节一

教师组织同学按照团队分组就座，固定团队就座位置，确定团队成立，此后团队共同合作完成学习任务。

（二）环节二

教师向各组发放 A4 纸及彩笔，小组成员共同确定团队名称、团队口号，绘制团队队徽。

（三）环节三

小组成员共同登台展示团队风采，介绍团队成员、口号、队徽设计理念等。

四、教师总结及评价

(一) 环节一

教师总结此次活动中学生的表现,提出改进意见。

(二) 环节二

教师组织"优秀成员"评选(每次课4~5名),由师生共同评选,得分计入平时成绩,不计入此次实训任务成绩。教师、学生、组内进行评分,教师填写活动记录单(见表8-1)。

表8-1 活动记录单

实训名称		实训时间	
实训地点		实训班级	
优秀成员			
各团队得分			
突发事件及处理情况			
活动作业			

任务二 策划和组织老年人志愿活动

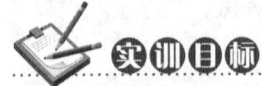

◇ 技能目标

会编写老年人志愿者招募书,能策划组织一场老年人志愿活动,掌握与老年人沟通的技巧。

◇ 知识目标

知道老年人的志愿活动类型。

◇ 素质目标

在志愿活动中具备耐心、爱心、责任心。

项目八 老年人活动策划与组织

实训建议

教师提前发放实训任务,要求学生根据老年人的特点策划适合老年人参与的志愿活动种类,丰富活动策划书内容、活动类型。实训方法采用情景模拟、角色扮演的方式进行。

学时建议

2学时。

实训准备

1. 教师准备:提前发放实训任务、实训目标、实训要求,帮助学生准备实训用物。
2. 学生准备:提前分组,衣着整洁,报备实训用物。
3. 场地准备:实训室(可容纳40~50名学生开展活动)。
4. 用物准备:依据学生活动内容准备用物,如A4纸、记号笔等。

实训环节

一、老年人志愿活动策划书编写及执行活动策划书筛选

(一)环节一

各小组以策划和组织老年人志愿活动为主题编写一份活动策划书(课前完成),课中展示活动策划书,汇报志愿服务活动主题、目的、流程等。

(二)环节二

通过学生投票选出两份活动策划书作为接下来执行的活动策划书,入选的两个小组模拟组织老年人志愿活动过程。

二、入选的两个小组模拟开展老年人志愿者现场招募

(一)环节一

入选的两组分别模拟"老年人志愿者"现场招募,其余同学根据团队表现及个人条件进行报名。

(二)环节二

入选的两组根据招募到的老年人志愿者数量、特点重新修订志愿活动策划书,并现场展示后期志愿服务计划,以及如何与老年人进行沟通协调,确定最终活动方案。

(三)环节三

教师及学生对入选的两组进行投票打分,选出最终优胜小组。

（四）环节四

教师对优胜小组的活动策划方案做出修改,课后作为社会实践方案进行实践。

三、教师总结及评价

（一）环节一

教师总结此次活动中学生的表现,提出改进意见。

（二）环节二

教师组织"优秀成员"评选（每次课4~5名）,由师生共同评选,得分计入平时成绩,不计入此次实训任务成绩。教师、学生、组内进行评分,教师填写活动记录单（见表8-2）。

表8-2 活动记录单

实训名称		实训时间	
实训地点		实训班级	
优秀成员			
各团队得分			
突发事件及处理情况			
活动作业			

任务三　策划和组织老年人节日活动

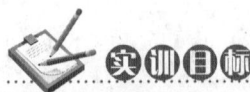

◇ 技能目标
1. 会编写各类节日活动策划书。
2. 能够策划和组织一场节日活动。

◇ 知识目标

1. 知道我国有哪些传统节日和现代节日,知道它们的来历及各自不同的风俗习惯等一般常识。

2. 学会传统节日和现代节日策划组织的内容和组织流程。

◇ 素质目标

1. 在策划和组织活动中,要针对老年群体,制订符合老年群体身心特点的方案计划。

2. 多询问、征求老年人的意见。

3. 具备爱心、耐心、细心,与老年人沟通时注意语气温柔、语速缓慢。

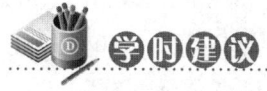

1. 教师提前发放实训任务,并询问各小组需要的实训用物,提前备好,尽力满足学生要求。

2. 在实训过程中以学生为主体,教师为主导,教师鼓励学生积极参与。实训方法采用情景模拟、角色扮演的方式进行。

2学时。

1. 教师准备:提前发放实训任务、实训目标、实训要求,帮助学生准备实训用物。

2. 学生准备:提前分组,衣着整洁,报备实训用物。

3. 场地准备:实训室(可容纳 40~50 名学生开展活动)。

4. 用物准备:依据学生活动内容准备用物,如剪刀、彩纸、气球等。

一、认识节日活动

(一) 环节一

实训教师讲解策划和组织老年人节日活动的重要意义,并鼓励同学们在接下来的环节中积极参与。

(二) 环节二

教师明确本次实训任务的实训目标、实训要求及实训形式(以小组为单位,情景模拟、角色扮演)。

二、我的节日活动策划书

(一)环节一
各小组展示活动策划书,讲解所选择节日的来历及背景。

(二)环节二
教师及学生针对以上各小组的展示,选择出可现场模拟执行的活动策划书。

三、活动过程模拟
入选小组进行现场模拟,演示活动过程,其他同学扮演老年人。

四、教师总结及评价

(一)环节一
教师总结此次活动中学生的表现,提出改进意见。

(二)环节二
教师组织"优秀成员"评选(每次课4~5名),由师生共同评选,得分计入平时成绩,不计入此次实训任务成绩。教师、学生、组内进行评分,教师填写活动记录单(见表8-3)。

表8-3 活动记录单

实训名称		实训时间	
实训地点		实训班级	
优秀成员			
各团队得分			
突发事件及处理情况			
活动作业			

任务四　策划和组织老年人娱乐休闲活动

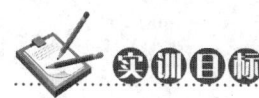 **实训目标**

◇ 技能目标
1. 了解老年人娱乐休闲活动类型。
2. 熟悉策划和组织各类老年人娱乐休闲活动的注意事项。
3. 掌握老年人娱乐休闲活动策划书的编写方法。

◇ 技能目标
1. 会策划适合老年人参与的娱乐休闲活动。
2. 会应对活动中出现的突发事件。

◇ 素质目标
1. 在策划和组织活动中多询问、征求老年人的意见。
2. 具备爱心、耐心、细心，与老年人沟通时注意语气温柔、语速缓慢。

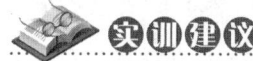 **实训建议**

1. 教师询问各小组需要的实训用物，尽力满足学生要求。
2. 在实训过程中以学生为主体，教师为主导，教师鼓励学生积极参与。实训方法采用情景模拟、角色扮演的方式进行。

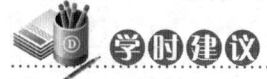 **学时建议**

2 学时。

 **实训准备**

1. 教师准备：提前发放实训任务、实训目标、实训要求，帮助学生准备实训用物。
2. 学生准备：提前分组，衣着整洁，报备实训用物。
3. 场地准备：实训室（可容纳 40～50 名学生开展活动）。
4. 用物准备：依据学生活动内容准备用物，如棋牌、麻将等。

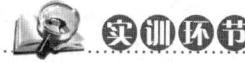 **实训环节**

一、认识休闲娱乐活动

各小组选取代表，汇报娱乐休闲活动的分类及适合哪些类型的老年人，活动过程中的注意事项及应对措施。

二、我的娱乐休闲活动策划方案

（一）环节一

各小组选取代表汇报活动策划方案，阐述方案的可执行性及准备的活动用物。

（二）环节二

学生和教师投票选出可执行的活动策划方案。

三、活动方案执行

入选小组按照情景模拟、角色扮演的方式开展娱乐休闲活动，活动过程中入选小组成员要分工明确，配合默契，充分考虑老年人的生理、心理特点，积极应对各种突发事件。

四、教师总结及评价

（一）环节一

教师总结此次活动中学生的表现，提出改进意见。

（二）环节二

教师组织"优秀成员"评选（每次课 4~5 名），由师生共同评选，得分计入平时成绩，不计入此次实训任务成绩。教师、学生、组内进行评分，教师填写活动记录单（见表8-4）。

表8-4 活动记录单

实训名称		实训时间	
实训地点		实训班级	
优秀成员			
各团队得分			
突发事件及处理情况			
活动作业			

任务五　策划和组织老年人体育活动

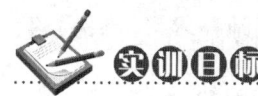 **实训目标**

◇ 技能目标
1. 会编写老年人体育类活动策划书。
2. 会策划和组织各类老年人球类、体育类游戏、太极拳、太极剑等活动。

◇ 知识目标
1. 了解球类活动的一般性常识和类型。
2. 熟悉体育游戏的分类及体育游戏如何创设。
3. 掌握太极拳的分类及太极拳、太极剑的打法。

◇ 素质目标
1. 在策划和组织体育类活动时,要细致耐心,尊重老年人的选择,时刻关注老年人身体状况,并制订符合老年人身体特点的方案、计划。
2. 多询问、征求老年人的意见。
3. 具备爱心、耐心、细心,与老年人沟通时注意语气温柔、语速缓慢。

实训建议

1. 教师提前发放实训任务,并询问各小组需要的实训用物,尽力满足学生要求,课前审核修改学生的活动策划书,让每组的策划方案均可现场模拟执行。
2. 在实训过程中以学生为主体,教师为主导,教师鼓励学生积极参与。实训方法采用情景模拟、角色扮演的方式进行。

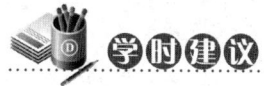 **学时建议**

2学时。

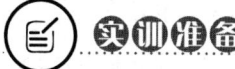 **实训准备**

1. 教师准备:提前发放实训任务、实训目标、实训要求,帮助学生准备实训用物。
2. 学生准备:提前分组,衣着整洁,报备实训用物。
3. 场地准备:学校操场或体育馆。
4. 用物准备:依据学生活动内容准备用物,如毽子、足球、排球等。

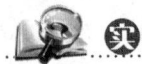 **实训环节**

一、活动策划书预审(课前完成)

学生在课前上交活动策划书,并和教师讨论执行细节、用物准备、场地需求等,确保方案可顺利执行。

二、活动策划书执行

学生按照情景模拟、角色扮演的方式模拟活动过程,各个小组学生积极参与。

三、教师总结及评价

(一)环节一

教师总结此次活动中学生的表现,提出改进意见。

(二)环节二

教师组织"优秀成员"评选(每次课4~5名),由师生共同评选,得分计入平时成绩,不计入此次实训任务成绩。教师、学生、组内进行评分,教师填写活动记录单(见表8-5)。

表8-5 活动记录单

实训名称		实训时间	
实训地点		实训班级	
优秀成员			
各团队得分			
突发事件及处理情况			
活动作业			

任务六　策划和组织老年人文体活动

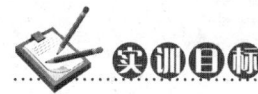 实训目标

◇ 技能目标
1. 会编写老年人文体活动策划书。
2. 会策划和组织各类老年人文体活动。
◇ 知识目标
1. 知道书画活动、读书读报类活动的基本常识和类型。
2. 掌握老年人书画活动、读书读报类活动策划组织的内容流程。
◇ 素质目标
1. 在策划和组织文体活动中要制订符合老年人特点的方案、计划。
2. 多询问、征求老年人的意见。
3. 具备爱心、耐心、细心,与老年人沟通时注意语气温柔、语速缓慢。

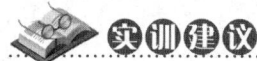 实训建议

1. 教师提前发放实训任务,并询问各小组需要的实训用物,尽力满足学生要求,课前审核修改学生的活动策划书,让每组策划方案均可现场模拟执行。
2. 在实训过程中以学生为主体,教师为主导,教师鼓励学生积极参与。实训方法采用情景模拟、角色扮演的方式进行。

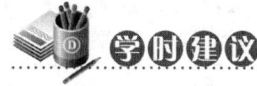 学时建议

2 学时。

 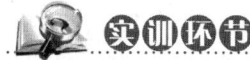 实训准备

1. 教师准备:提前发放实训任务、实训目标、实训要求,帮助学生准备实训用物。
2. 学生准备:提前分组,衣着整洁,报备实训用物。
3. 场地准备:实训室(可容纳 40~50 名学生开展活动)。
4. 用物准备:依据学生活动内容准备用物。

实训环节

一、活动策划书预审(课前完成)

学生在课前上交活动策划书,并和教师讨论执行细节、用物准备、场地需求等,确保方案

可顺利执行。

二、活动策划书执行

学生按照情景模拟、角色扮演的方式模拟文体类活动,各小组学生积极参与。

三、教师总结及评价

(一)环节一

教师总结此次活动中学生的表现,提出改进意见。

(二)环节二

教师组织"优秀成员"评选(每次课4~5名),由师生共同评选,得分计入平时成绩,不计入此次实训任务成绩。教师、学生、组内进行评分,教师填写活动记录单(见表8-6)。

表8-6 活动记录单

实训名称		实训时间	
实训地点		实训班级	
优秀成员			
各团队得分			
突发事件及处理情况			
活动作业			

任务七　策划和组织老年人旅游活动

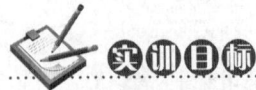

◇ 技能目标

1. 能够根据老年人的生理、心理特点,设计适合老年人的旅游线路。

2. 能妥善处理老年人旅游活动中的突发事件。
3. 能够帮助旅行社做好旅游途中的老年人照护工作。
◇ 知识目标
1. 知道旅游活动的分类和特点,会根据老年人的旅游需求选择旅游活动的类型。
2. 知道各类旅游活动的内容、流程。
◇ 素质目标
1. 在策划和组织旅游活动时,要制订符合老年人身心特点的方案计划。
2. 多询问、征求老年人的意见。
3. 从老年人立场出发,考虑老年人需求,与老年人沟通时注意语气温柔、语速缓慢。

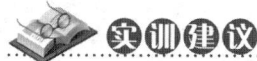

本次实训建议学生以学校、附近公园、博物馆等为旅游地点,模拟带领老年人进行旅游。以学校为例,学生可以结合旅游目的策划组织一场活动,策划者可以从校园风景、校园文化、校园功能等几个方面出发,带领同学游览校园。教师可以提前设置障碍,模拟在组织老年人旅游过程中可能发生的意外情况,考验同学们的应变能力。

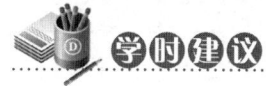

2学时。

实训准备

1. 教师准备:提前发放实训任务、实训目标、实训要求,帮助学生准备实训用物。
2. 学生准备:提前分组,衣着整洁,报备实训用物。
3. 场地准备:校园或附近公园、景点、文化遗迹等(条件允许)。
4. 用物准备:依据学生活动内容准备用物,如导游旗帜等。

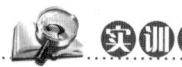

一、活动策划书预审及活动过程障碍预设(课前完成)

学生在课前上交活动策划书,并和教师讨论执行细节、用物准备、场地需求等,确保方案可顺利执行,教师知晓各组活动计划,提前布置"意外事件"场景。

二、活动策划书执行

学生按照活动策划书内容开展游览活动,教师预设障碍,实施组学生执行模拟意外情况,策划组学生临场发挥处置意外,教师从旁做好记录。

三、教师总结及评价

(一) 环节一

教师总结此次活动中学生的表现,提出改进意见。

(二) 环节二

教师组织"优秀成员"评选(每次课4~5名),由师生共同评选,得分计入平时成绩,不计入此次实训任务成绩。教师、学生、组内进行评分,教师填写活动记录单(见表8-7)。

表 8-7　活动记录单

实训名称		实训时间	
实训地点		实训班级	
优秀成员			
各团队得分			
突发事件及处理情况			
活动作业			

任务八　策划和组织老年人相亲活动

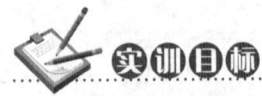

◇ 技能目标

1. 能了解单身老年人的心理特点及对配偶的需求。
2. 能妥善处理老年人相亲活动中的突发事件。
3. 能够做好相亲过程中老年人的照护工作。

◇ 知识目标

1. 了解丧偶老年人的心理特点。
2. 熟悉相亲活动的内容、流程。

◇ 素质目标
1. 在策划和组织相亲活动时,要制订符合老年人身体特点的方案计划。
2. 多询问、征求老年人的意见。
3. 从老年人立场出发考虑老年人的需求,与老年人沟通时注意语气温柔,语速缓慢。

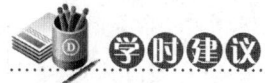 实训建议

1. 教师提前发放实训任务,并询问各小组需要的实训用物,尽力满足学生的要求,课前审核修改学生的活动策划书,让每组的策划方案均可在现场模拟并展示执行,实训方式采用情景模拟、角色扮演的方式。
2. 在实训过程中以学生为主体,教师为主导,教师鼓励学生积极参与。

 学时建议

2学时。

 实训准备

1. 教师准备:提前发放实训任务、实训目标、实训要求,帮助学生准备实训用物。
2. 学生准备:提前分组,衣着整洁,报备实训用物。
3. 场地准备:实训室(可容纳40~50名学生开展活动,配备多媒体)。
4. 用物准备:依据学生活动内容准备用物,如鲜花、卡片等。

实训环节

一、老年人婚恋情况调查报告

各小组课前查找资料,对目前我国老年人丧偶后生活状况、对配偶需求情况、再婚意愿情况等做调查总结,以PPT的方式汇报出来。

二、我的"夕阳相亲大会"

各团队以老年人相亲大会为背景,策划组织一场活动,课前进行相亲老年人招募,并预演活动过程,课上进行模拟展示。

三、教师总结及评价

(一)环节一

教师总结此次活动中学生的表现,提出改进意见。

(二) 环节二

教师组织"优秀成员"评选(每次课4~5名),由师生共同评选,得分计入平时成绩,不计入此次实训任务成绩。教师、学生、组内进行评分,教师填写活动记录单(见表8-8)。

表8-8 活动记录单

实训名称		实训时间	
实训地点		实训班级	
优秀成员			
各团队得分			
突发事件及处理情况			
活动作业			

任务九　策划和组织老年人养生保健活动

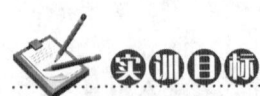

◇ 技能目标
1. 会编写茶艺表演、茶会、养生知识讲座类活动策划书。
2. 能策划和组织老年人茶艺表演、茶会、养生知识讲座等活动。
◇ 知识目标
1. 知道养生保健活动的分类和特点,会根据老年人身心特点选择合适的活动内容。
2. 知道老年茶艺编创和茶艺表演、茶会、健康知识讲座等一般性常识。

◇ 素质目标
1. 在策划和组织养生保健活动时,要制订符合老年人身体特点的方案计划。
2. 多询问、征求老年人的意见。
3. 从老年人的立场出发,考虑老年人需求,与老年人沟通时注意语气温柔、语速缓慢。

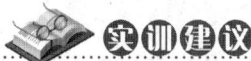

考虑到茶艺表演的可展示性及专业性,建议实训内容选择养生知识讲座。实训小组任选一类老年人常见慢性疾病,围绕该疾病查找资料,开展一次针对这种疾病的保健知识讲座。以 PPT 汇报的形式展现,展示具体讲座内容前先汇报清楚讲座针对人群、如何组织实施此次活动、活动希望达到的目的、活动过程中可能出现的问题及问题解决方案等。

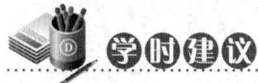

2 学时。

1. 教师准备:提前发放实训任务、实训目标、实训要求,帮助学生准备实训用物。
2. 学生准备:提前分组,衣着整洁,报备实训用物。
3. 准备场地:实训室(可容纳 40~50 名学生开展活动,配备多媒体设备)。
4. 用物准备:依据学生活动内容准备用物,如 A4 纸、彩笔、投影仪等。

一、老年常见慢性病知识讲座

各小组在课前查找资料,任选一种老年人常见慢性疾病,围绕该疾病进行一次知识讲座,可以准备 PPT,自绘预防宣传手册等,各小组模拟活动过程,其他同学扮演老年人进行配合。

二、教师总结及评价

(一) 环节一

教师总结此次活动中学生的表现,提出改进意见。

(二) 环节二

教师组织"优秀成员"评选(每次课 4~5 名),由师生共同评选,得分计入平时成绩,不计入此次实训任务成绩。教师、学生、组内进行评分,教师填写活动记录单(见表 8-9)。

表 8-9　活动记录单

实训名称		实训时间	
实训地点		实训班级	
优秀成员			
各团队得分			
突发事件及处理情况			
活动作业			

任务十　策划和组织老年人手工活动

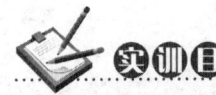

◇ 技能目标
1. 会编写老年人手工活动策划书。
2. 能够策划组织老年人手工活动。

◇ 知识目标
1. 知道手工活动的分类和特点,会根据老年人身心特点选择合适的活动内容。
2. 知道老年人手工活动的一般性常识。

◇ 素质目标
1. 在策划和组织手工活动时,要制订符合老年人身心特点的活动方案。
2. 多询问、征求老年人的意见。
3. 从老年人的立场出发考虑老年人需求,与老年人沟通时注意语气温柔、语速缓慢。

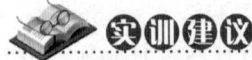

1. 各小组任选一种手工活动,教师询问各小组需要的实训用物,尽力给学生提供帮助,提前准备好活动用物。

2. 在实训过程中以学生为主体,教师为主导,教师鼓励学生积极参与。

学时建议

2学时。

实训准备

1. 教师准备:提前发放实训任务、实训目标、实训要求,帮助学生准备实训用物。
2. 学生准备:提前分组,衣着整洁,报备实训用物。
3. 场地准备:实训室(可容纳40~50名学生开展活动)。
4. 用物准备:依据学生的活动内容准备用物,如树叶、种子、剪刀、彩纸等。

实训环节

一、手工活动大PK(两组同时进行)

(一)环节一

每两个实训小组进行活动PK,介绍活动内容、活动过程等,目的是吸引其他同学参与活动。

(二)环节二

两个实训小组同时开展手工活动,活动过程中,组织者介绍手工作品的制作方法,并从旁对参与者进行协助和指导。

(三)环节三

手工作品展示,各组组织同学进行优秀手工作品评选,可设置奖品进行奖励。

二、教师总结及评价

(一)环节一

教师总结此次活动中学生的表现,提出改进意见。

(二)环节二

教师组织"优秀成员"评选(每次课4~5名),由师生共同评选,得分计入平时成绩,不计入此次实训任务成绩。教师、学生、组内进行评分,教师填写活动记录单(见表8-10)。

表 8-10　活动记录单

实训名称		实训时间	
实训地点		实训班级	
优秀成员			
各团队得分			
突发事件及处理情况			
活动作业			

任务十一　策划和组织关爱老年人活动

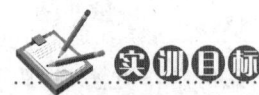

◇ 技能目标
1. 会编写社会团体关爱老年人活动策划书。
2. 能从义工角度策划组织一场关爱老年人活动。

◇ 知识目标
1. 知道社会团体关爱老年人活动策划和组织的内容、流程。
2. 知道关爱老年人活动的一般性常识。

◇ 素质目标
1. 在策划和组织关爱老年人活动中,要制订符合老年人身体特点的方案计划。
2. 多询问、征求老年人的意见。
3. 从老年人立场出发,考虑老年人的需求,与老年人沟通时注意语气温柔、语速缓慢。

实训建议

如果条件允许,教师组织学生进行关爱老年人实践活动,利用课外时间进行活动,课中进行活动经验心得体会分享。

学时建议

2 学时。

实训准备

1. 教师准备：提前发放实训任务、实训目标、实训要求，帮助学生准备实训用物。
2. 学生准备：提前分组，衣着整洁，报备实训用物。
3. 场地准备：实训室（可容纳 40～50 名学生开展活动）。
4. 用物准备：依据学生活动内容准备用物。

实训环节

一、关爱老年人活动策划书评选及活动执行（课前进行）

（一）环节一

确定活动背景，学生编写活动策划书，教师组织筛选出可执行的策划书。

（二）环节二

教师提前联系好养老机构或社区，并确定好活动时间、活动内容。

（三）环节三

教师带领学生进行关爱老年人活动，在活动过程中，教师要和养老机构负责人协商好，确保活动顺利进行。

二、关爱老年人活动心得体会分享

学生以小组为单位汇报关爱老年人活动后的收获和心得体会。

三、教师总结及评价

（一）环节一

教师总结此次活动中学生的表现，提出改进意见。

（二）环节二

教师组织"优秀成员"评选（每次课 4～5 名），由师生共同评选，得分计入平时成绩，不计入此次实训任务成绩。教师、学生、组内进行评分，教师填写活动记录单（见表 8-11）。

表 8-11　活动记录单

实训名称		实训时间	
实训地点		实训班级	
优秀成员			
各团队得分			
突发事件及处理情况			
活动作业			

项目九　适老建筑与环境设计

任务一　老年人辅助器具的空间需求

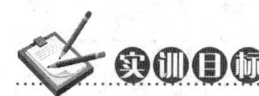 **实训目标**

◇ 技能目标
1. 能够正确使用工具对老年人常用助行类辅具的尺寸进行测量。
2. 能够根据辅具尺寸确定老年人在适老化居家环境中使用的空间需求。
◇ 知识目标
1. 掌握老年人使用辅具行走时的空间需求。
2. 熟悉老年人常用辅具的尺寸。
3. 了解我国老年人人体尺寸特征。
◇ 素质目标
1. 具有浓厚的学习兴趣,在进行适老化环境设计与改造时充分考虑老年人的身心特点。
2. 能够在工作过程中用充分的爱心、耐心及专业的态度为老年人创造安全舒适的环境。

实训建议

1. 在实训过程中以学生为主体,教师为主导,教师鼓励学生在辅具发展等方面畅所欲言,形成头脑风暴。
2. 让学生在测量互动的过程中了解到在为老年人进行居家环境设计时,要考虑到相应辅具对环境的要求,即使老年人目前并未使用任何辅具,也要从发展的角度为其做好可能需要的环境设计。

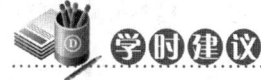 **学时建议**

2学时。

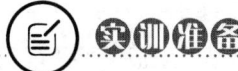 **实训准备**

1. 场地准备:可容纳40~60人的活动室,椅子每人1把,大桌子6人一张。
2. 学生准备:6人一组,共8~10组。

3. 用物准备：卷尺、普通轮椅、电动轮椅、老年购物车、助行器、手杖。

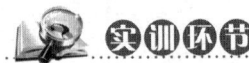

一、老年人常用辅具的尺寸测量(30 min)

学生分小组实训，协作完成普通轮椅、电动轮椅、老年购物车、助行器、手杖等相关数据的测量，并详细记录在表 9-1 中。

表 9-1　老年人常用辅具的尺寸测量

项目	测量内容(cm)				
普通轮椅	长度	宽度	座面高	总高	折叠后高度
电动轮椅	长度	宽度	座面高	总高	
老年购物车	宽度	进深	座面高	总高	
助行器	把内上净宽	把内下净宽	深度	扶手高	
手杖	高度	底座宽	底座长		

注：若辅具高度可调节，则标出最大值和最小值。

二、老年人常用辅具的使用空间测量(30 min)

学生分小组实训，对老年人常用辅具如普通轮椅、电动轮椅、老年购物车、助行器、手杖等的使用空间进行测量，选择组内身高中等的同学模拟老年人，测量辅具的使用空间，并详细记录在表 9-2 中。

表 9-2　老年人常用辅具的使用空间测量

使用者性别		身高(cm)	体重(kg)
男□　　女□			
项目		测量内容	数值(cm)
辅具	使用助行器	宽度	
	使用手杖	宽度	
	使用老年购物车时	宽度	
	乘坐轮椅时	肘部高度	
		肩部高度	
		眼高度	
		头顶高度	
		通行宽度	
		门把手侧墙垛宽度	
		最大活动半径	
		回旋半径	

三、总结讨论(20 min)

1. 小组内角色分工：选出队长、发言人、记录人各一名。
2. 小组成员上台汇报，说明测量过程，并展示本次测量结果。
3. 小组成员对本次活动过程进行讨论，包括操作中遇到哪些难题、组内如何解决这些难题，以及通过对老年人常见辅具的测量和使用，得到了哪些适老化改造的启发。

任务二　适老建筑与环境的设计实例分析

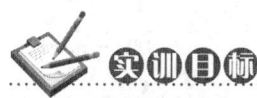

◇ 技能目标
1. 能够根据老年人的需求和具体情况，明确进行适老化改造的重点内容。
2. 能够对老年人生活环境中需要改造的方面进行改造。

◇ 知识目标
1. 回顾理论知识，结合改造实例，掌握居家环境的改造重点。
2. 结合案例理解养老机构和社区日间照料中心的改造重点内容。
3. 了解 Unit care 的组织架构和服务模式。

◇ 素质目标
1. 具有浓厚的学习兴趣，在进行适老化环境设计与改造时充分考虑老年人的身心特点和需求。
2. 能够在工作过程中用充分的爱心、耐心及专业的态度为老年人创造安全舒适的环境。

在实训过程中以学生为主体，教师为主导，通过让学生学习和分析适老化改造实例，引导学生树立适老化改造的意识和培养动手改造的能力。

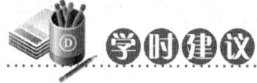

4 学时。

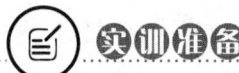

1. 场地准备：可容纳 40～60 人的活动室，椅子每人 1 把，大桌子 6 人一张。
2. 学生准备：6 人一组，共 8～10 组。

3. 用物准备：电脑、投影仪、书桌、椅子、白纸、画笔。

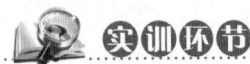 实训环节

一、老年人生活空间的设计(20 min)

学生分小组实训,小组成员协作完成,根据当代老年人的生活需求及前面所学知识,为老年人设计卧室生活区域(含卫生间),并使用画笔描绘简图。

二、Unit care 小规模照护环境设计(20 min)

(一) 环节一

教师介绍 Unit care 小规模照护环境基础知识。

Unit care 单元式照顾的理念就是以"家"模式为失智症老年人营造一种小规模生活环境。让入住老年人、职员之间充满互动,建立起如家人般的连接。让每位机构住民都体会到生活的意义与价值,在一定程度上维持其生活功能与社会角色。

单元式照顾有以下特色：

(1) 提供专业照顾,有人员值班。

(2) 有单人寝室、保留隐私。

(3) 设立共同交流区,便于人际互动。

一种典型的单元式照顾机构中,单人寝室围绕着公共空间设计。为积极落实还原老年人之前生活的原则,单元式照顾机构中没有严格的约束和条款,整个机构就像是一个大家庭,住民们既是独立的个体,也是这个家的成员,在家里可以做的事情,在这里也可以做。工作人员在每一个生活单元内,除了提供生活照护外,更重要的是陪伴住民一起生活、一起活动。这样具有和谐氛围的空间及环境可以突破以往照顾者和被照顾者的关系,老年人的居住感受也大幅地提升了,各项生活功能也逐步稳定下来。换一个角度来看,单元式照顾就像是一个大学寝室,由管理人员进行管理；有公共社交场所,而小单元的个人空间则减少了住民之间的影响,家人也可以随时进行探视。这种模式重视老年人的功能维持和情感修复,在模拟居家的情景下让居民维持之前的生活习惯,同时接受专业的照顾,在国外也是长照领域的流行趋势。

(二) 环节二

Unit care 小规模照护环境设计案例分享：要求学生以小组为单位,课前从网络下载一份体现 Unit care 小规模照护环境特色的设计方案,课中进行展示分享。

三、老年人居家环境改造实例(40 min)

1. 教师介绍居家环境改造的基本情况,学生分组进行分析,确定需要改造的具体内容,并对改造内容及如何改造进行记录,记录表见表9-3。

表 9-3 老年人居家环境改造案例记录表

序号	改造项目	改造方案

2. 观看适老化改造案例纪录片,对本次改造活动进行总结。

四、养老机构环境适老化改造实例(40 min)

1. 结合老年人具体情况,分析养老机构中老年人生活空间的功能区设计。
2. 观看养老机构环境介绍纪录片,学生分组讨论,总结养老机构的适老化设计,同时结合老年人是否有生活障碍的情况,对养老机构环境进行改造方案设计,将具体信息记录在表 9-4 中。

表 9-4 养老机构环境改造案例记录表

序号	项目	是否适老化	改造方案

五、社区日间照料中心适老化改造实例(40 min)

1. 结合老年人的具体情况,根据老年人的需要分析日间照料中心的功能区空间设计。
2. 观看老年人社区日间照料中心环境介绍纪录片,学生分组讨论,总结日间照料中心的适老化设计,同时结合老年人可能存在的生活障碍,对日间照料中心环境进行改造方案设计,将具体信息记录在表 9-5 中。

表 9-5 社区日间照料中心环境改造案例记录表

序号	项目	是否适老化	改造方案

模块三

老年人智慧管理实务

项目十 智慧健康养老实践

任务一 智慧养老体验

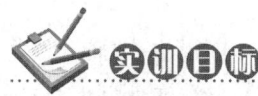 **实训目标**

◇ 技能目标
能够娴熟、规范地运用各类智慧养老服务体系。
◇ 知识目标
熟悉智慧养老的内涵,加强智慧养老认知。
◇ 素质目标
1. 具有浓厚的学习兴趣,强烈的求知欲望。
2. 巩固专业思想,具有尊老爱老的职业素养。

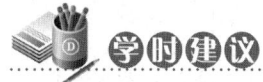 **实训建议**

1. 实训过程中以学生为主体,教师为主导,教师鼓励学生对智慧养老服务体系畅所欲言,形成头脑风暴。
2. 学生以小组为单位切身体验智慧养老,近距离感受智慧养老、助老的理念,从而巩固专业意识。

 学时建议

2学时。

实训准备

1. 教师准备:发放实训任务,包括实训目标、实训要求、实训地点。
2. 学生准备:提前分组(6~8人每组),衣着整洁。
3. 场地准备:智慧养老实训室。
4. 用物准备:多媒体设备、VR技术虚拟仿真平台、智能翻身床、生命体征智能监护床垫等。

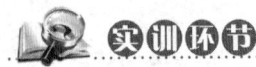

一、教师带领学生参观智慧养老实训室,并讲解各项智慧养老服务

(一)智慧养老健康服务体系

智慧养老健康服务体系能够利用物联网、云计算、大数据、智能硬件等新一代信息技术产品,实现个人、家庭、社区、机构与健康养老资源的有效对接和优化配置,推动健康养老服务智慧化升级,提升健康养老服务质量的效率和水平,通过观看视频演示老年人信息采集、健康预警、慢性病远程监控、智能健康评估、无忧就医指导、专业健康咨询、健康促进指导等服务。

(二)VR 技术虚拟仿真平台

VR 技术虚拟仿真平台能使学生置身于养老照护真实场景中,配合 3D 模型、平面图像、动画、音频、视频等,使学生真正地熟悉养老照护行业,加强技能训练、人文沟通。同时该平台还具有在线考核的功能,学生既要进行照护操作,还要回答问题,便于教师了解学生对以往所学照护知识与技能的掌握程度。

(三)智能翻身床

通过遥控使床身左右翻身、起背(半坐卧位)、便盆开或关、抬或落腿及定时翻身等,有效预防长期卧床老年人压疮。

(四)生命体征智能监护床垫

生命体征监测是每位照护员每天必要的照护任务,但该任务会增加照护员的工作量,因此对生命体征的智能监护能在很大程度上缩减照护员的工作量,同时老年人的生命体征数据与医护人员、家属手机等互联互通,相关人员均能掌握老年人的生命状况。

二、学生以小组为单位体验智慧养老产品

1. 按照课前分的组(6~8 人每组),以小组形式体验 VR 技术虚拟仿真平台,随机抽取养老服务项目,各小组选取代表进行在线考核,计入平时成绩。
2. 以小组为单位体验智能翻身床。
3. 利用生命体征智能监护床垫监测学生生命体征,并记录到表 10-1 中。

表 10-1　生命体征记录表

时间	学号	姓名	体温(T)	脉搏(P)	呼吸(R)	血压(BP)	签名

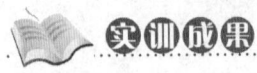

实训报告。

 **考核评价**

学生提交实训报告,教师进行评分,计入平时成绩。

任务二　智慧社区养老

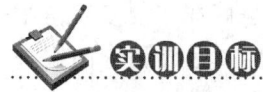 **实训目标**

◇ 技能目标

能够正确地使用智慧社区养老助老云服务平台。

◇ 知识目标

通过参观智慧社区,了解社区养老在照护等方面的智能化服务体系应用情况,熟悉智慧社区开展智能化管理的主要方式及其特点。

◇ 素质目标

1. 具有浓厚的学习兴趣,强烈的求知欲望。

2. 培养团队合作精神。

3. 具有较强的综合分析、文字表达能力。

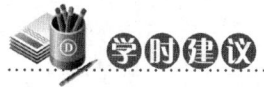 **实训建议**

1. 教师提前通知学生实训内容及实训场所。

2. 实训见习过程中以学生为主体,教师及社区带教老师为主导,教师鼓励学生对智慧社区养老畅所欲言,形成头脑风暴。

3. 学生汇报时注意控制好进度、节奏。

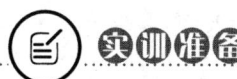 **学时建议**

4 学时。

 实训准备

1. 教师准备:发放实训任务,包括实训目的、实训要求,提前联系智慧社区养老示范社区,征得同意,与学校进行沟通,前往见习。

2. 学生准备:提前分组,衣着整洁。

3. 场地准备:智慧社区养老示范社区、养老服务实训室。

4. 用物准备:多媒体设备。

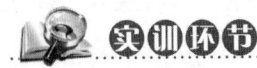

一、教师带领学生参观智慧社区养老示范社区

1. 教师带领学生前往智慧社区养老示范社区参观智慧养老服务体系,由社区带教老师介绍智慧社区养老助老云服务平台,包含社区居家养老用户、社区居家养老服务云呼叫中心及云服务平台加盟商,为老年人提供生活照料服务、健康生活服务、安全方案服务、品质生活服务和公共生活服务等。例如,老年人可通过设置在家中的一键呼叫器呼叫子女及紧急报警,也可通过智能手机或固定电话拨打公共服务热线,根据语音助手来完成相应的服务需求。

2. 参观社区助老食堂(适老化餐具)、社区老年人娱乐场所(影音放映室、老年人益智游戏大厅、休闲聊天室等)、老年人客厅/卧室/卫生间适老化设计、老年人康复疗养室等。党的二十大报告指出,要"积极应对人口老龄化国家战略,发展养老事业和养老产业,优化孤寡老人服务,推动实现全体老年人享有基本养老服务",带领学生体验社区居家老年人"点单式"的综合化智慧养老服务。

二、学生汇报智慧社区养老示范社区见习心得

1. 学生以小组为单位,制作PPT,汇报智慧社区养老示范社区的所见所闻、心得体会及建议策略。
2. 教师通过学习通软件开通组间互评,学生为其他组评价一次即可得5分平时成绩。
3. 教师总结:针对每组学生互评得分进行评价,总结智慧社区养老所见所闻,评价学生对智慧社区养老的建议策略。

实践PPT。

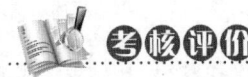

组间互评,教师进行评价,计入平时成绩。

任务三 智慧机构养老

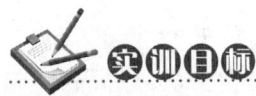

◇ 技能目标

1. 通过实地考察一所养老机构,了解养老机构的性质、服务对象、服务内容、入住流程、护理等级、收费标准。

2. 了解养老机构岗位设置及人员安排情况。
3. 了解智慧机构适老化设计及室内装饰等硬件条件,获得对养老机构的感性认识。
◇ 知识目标
通过调研分析当地智慧机构养老的发展现状,学习并了解智慧机构养老服务体系。
◇ 素质目标
1. 培养高素质、有情怀的养老服务人才。
2. 塑造养老人才爱老、敬老、孝老的服务意识。
3. 具有较强的综合分析、学习表达能力。

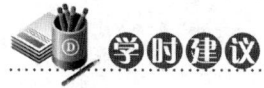

1. 教师提前通知学生实训内容及场所。
2. 实训见习过程中以学生为主体,教师为主导,教师鼓励学生对智慧机构养老畅所欲言,形成头脑风暴。
3. 学生汇报时注意控制好进度、节奏。

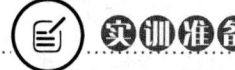

4 学时。

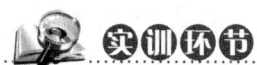

1. 教师准备:发放实训任务,包括实训目标、实训要求,提前联系智慧机构,征得同意,与学校进行沟通,前往见习。
2. 学生准备:提前分组,衣着整洁。
3. 场地准备:智慧养老机构、养老服务实训室。
4. 用物准备:多媒体设备。

实训环节

一、教师带领学生参观智慧养老机构示范基地

1. 养老机构负责人集中介绍智慧养老机构的基本情况:借助物联网、大数据、人工智能等新技术设备,打通家庭、社区、养老院、第三方服务商、医疗机构、监管机构等各类参与者的一体化养老服务和监管体系,打造数字化养老机构。数字化养老机构通过建立最大限度共享、共用养老服务及相关公共资源的信息服务平台,采集识别老年群体养老服务需求,确保养老服务及时响应,按照个性化需求安排服务人员为老年人提供全天候、多层次、高效便捷的养老服务,同时对养老服务质量进行监督和控制。
2. 学生以小组为单位参观智慧养老机构各住区及各服务科室;了解入住老年人的年

龄、性别、生活自理情况、健康状况、满意度等情况；了解智慧养老机构岗位的基本情况（性别、年龄、学历、专业、工作经历、岗前培训情况、是否持证上岗、工资待遇等）。

3. 观察建筑设计、室内设计,各种适老化公共设施,学习并操作智慧养老机构房间内智能呼叫对讲系统及智慧医养服务平台。

二、学生汇报智慧机构养老见习心得

1. 学生以小组为单位,制作 PPT,汇报智慧养老机构的所见所闻、心得体会及建议策略。
2. 教师通过"学习通"软件开通组间互评,学生为其他组评价一次即可得 5 分平时成绩。
3. 教师总结：教师针对每组学生互评得分进行评价,总结智慧养老机构所见所闻,评价学生对智慧养老机构的建议策略。

实践 PPT。

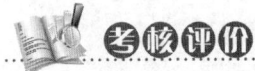

组内互评,教师评价,计入平时成绩。

任务四　智慧养老产品

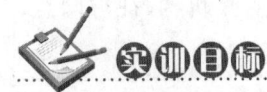

◇ 技能目标

能够正确地使用、建设及维护各类智慧养老产品。

◇ 知识目标

通过参观学习智慧养老产品,了解智慧养老产品的硬件及软件在照护等方面的智能护理服务体系应用情况,熟悉智慧养老产品的功能及应用。

◇ 素质目标

1. 具有浓厚的学习兴趣,强烈的求知欲望。
2. 具有质量意识、安全意识、工匠精神、创新思维。
3. 具有较强的学习能力、实践能力。

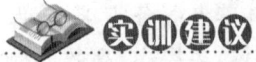

1. 教师提前通知学生了解智慧养老产品。
2. 实训见习过程中以学生为主体,教师为主导,教师鼓励学生切身体验智慧养老产品,

并发表使用感想。

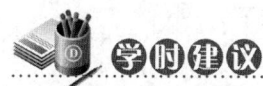

2学时。

1. 教师准备：发放实训任务，包括实训目标、实训要求，提前获取智慧养老产品，征得同意，与学校进行沟通。
2. 学生准备：提前分组，衣着整洁。
3. 场地准备：养老服务实训室。
4. 用物准备：多媒体设备。

一、参观讲解

实训过程中以学生为主体，教师为主导，教师带领学生前往社区、机构等养老场所示范基地参观智慧养老产品，由带教老师讲解各类智慧养老产品及其功能。

1. 学生通过观看视频学习家庭智慧养老服务器的相关知识。
2. 通过实践模拟，学生置身于真实使用中，对智能跌倒报警器、智能睡眠检测器、智能定位手表等产品加强了解。
3. 学生学习智能养老平台App的建设与维护。

二、小组汇报

各小组代表汇报其对于不同智慧养老产品的使用感想，及这些产品对于改善老年人生活质量的意义。

三、教师总结

教师总结学生的汇报总结，提出改进意见。

实训报告。

学生提交实训报告，教师进行评分，计入平时成绩。

任务五　智慧健康养老服务体系设计

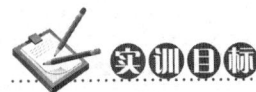 **实训目标**

◇ 技能目标

能够基于老年照护需求,通过团队合作设计,完善智慧健康养老服务体系。

◇ 知识目标

熟悉智慧健康养老服务体系设计理念,了解养老服务信息化建设标准。

◇ 素质目标

1. 具有浓厚的学习兴趣和强烈的求知欲望。
2. 培养创新思维和创新精神。
3. 加强团队合作意识,提升为老、助老素养。

 **实训建议**

1. 教师提前通知学生根据实训任务单制作PPT。
2. 以学生为主体,教师为主导,教师鼓励学生积极参与对其他组智慧养老服务体系设计的评价。
3. 学生汇报时注意控制好进度、节奏;学生互评,注意做到公平公正。

 学时建议

2学时。

实训准备

1. 教师准备:发放实训任务单,包括实训目的、实训要求、实训场地。
2. 学生准备:提前分组,衣着整洁。
3. 场地准备:养老服务实训室。
4. 用物准备:多媒体设备。

 实训环节

一、布置任务

实训过程中以学生为主体,教师为主导,教师提前布置任务:基于老年照护需求,以小组为单位综合设计、完善智慧健康养老服务体系,设计要求旨在使服务产品人性化、个性化、健康管理结合实际照护工作,同时体现医养、康养相结合,打破时间和空间的限制,满足老年人的整体养老需求,为老年人提供高质量的养老服务。

二、小组汇报

各小组选代表汇报智慧健康养老服务体系设计方案,教师通过学习通软件开通组间互评,学生为其他组评价一次即可得5分平时成绩,其余各组同学可对汇报组学生进行现场提问、评价,形成头脑风暴。

三、教师总结

针对每组学生的设计方案进行评价,总结学生的设计理念及方案,提出改进意见。

智慧健康养老服务体系设计方案及PPT。

提交方案及PPT,学生进行组间互评,教师评价,计入平时成绩。

项目十一　养老机构经营与管理

任务一　个性化照护计划的制订

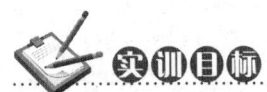 **实训目标**

◇ 技能目标

能够根据老年人的身体情况及护理级别选择最佳的照护方案,科学制订照护计划,为老年人提供优质服务。

◇ 知识目标

熟知老年人的身体情况,掌握老年人的照护重点。

◇ 素质目标

巩固专业思想,具有个性化照护计划制订能力。

 **实训建议**

1. 实训前组织学生以 4～6 人为一组,各组根据案例制订照护计划。
2. 每组选出学生代表进行汇报。

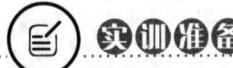 **学时建议**

1 学时。

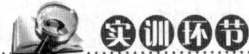 **实训准备**

1. 场地准备:养老服务实训室。
2. 学生准备:4～6 人每组。
3. 用物准备:电脑、老年人健康档案、《个性化照护计划记录表》等相关文件。

实训环节

【案例】李爷爷,80 岁,有糖尿病史十余年,使用口服药及胰岛素治疗,血糖控制较好,不能站立,吃饭有时会出现呛咳、吞咽困难等症状,需要别人帮助进食,能看清大字体,但看不清书报上的标准字体,听力正常,因老伴去世,长时间独处,脱离社会,不主动与人交流。

一、制订计划

实训过程中以学生为主体,教师为主导,基于案例中老年人的情况,以小组为单位完成个性化照护计划的制订(可参考表11-1)。

二、小组汇报

各小组选代表汇报案例中老年人对于各服务项目的需求。

三、教师总结

教师针对每组学生的汇报,总结学生照护计划的需求评定汇报,提出改进意见。

表11-1 个性化照护计划参考表

项目	服务标准	服务需求	特殊需求及注意事项
穿衣与梳洗（梳洗包括洗脸、梳头、牙齿护理、义齿护理、剪指甲等）	(1) 穿脱衣(2次/日)	□独立完成　□协助　□依赖	
	(2) 洗脸(早晚各1次)	□独立完成　□协助　□依赖	
	(3) 口腔清理(早晚各1次)	□独立完成　□协助　□依赖	
	(4) 皮肤日常护理(1~2次/日)	□独立完成　□依赖	
	(5) 梳头(1次/日)	□独立完成　□依赖	
	(6) 洗脚(1次/日)	□独立完成　□协助　□依赖	
	(7) 义齿(假牙)护理(1次/天)	□独立完成　□协助　□依赖	
	(8) 剪指甲(1次/周,不含修脚)	□独立完成　□协助　□依赖	
	(9) 剃须(2次/周)	□独立完成　□依赖	
饮食	(1) 饮食习惯、特殊要求	□有　□无	
	(2) 用餐协助(含一日三餐及其他)	□独立完成　□协助　□依赖	
	(3) 饮水协助(按需)	□独立完成　□协助　□依赖	

续表

项目	服务标准	服务需求	特殊需求及注意事项
转移/移动（如扶行、护送、帮助推轮椅等）	(1) 跌倒/坠床风险	□无风险　　□有风险	
	(2) 行走	□独立完成　　□协助 □依赖	
洗澡/个人卫生	(1) 洗澡（不含洗头）： 10月到4月1次/周，5月到9月2次/周（如擦浴统一为2次/周）	□独立完成　　□协助 □依赖	
	(2) 洗头： 10月到4月1次/周，5月到9月2次/周	□独立完成　　□协助 □依赖	
排泄照护	常规排便（按需）	□独立完成　　□协助 □依赖	
沟通交流	理解力与需求表达	□正常沟通交流 □不需大声说话	
医疗服务	(1) 药品管理	□无 □中——需要管理5种（含）以内，分药并发药 □高——需要管理6种以上，或需要分药、发药、服药及密切观察	
	(2) 疾病关注	□高血压	
康复指导建议（包括心理康复）			
其他			
护理组长＿＿＿＿＿＿＿　日期＿＿＿＿＿＿＿ 护　士　长＿＿＿＿＿＿＿　日期＿＿＿＿＿＿＿			

实训成果

个性化照护计划表。

实训评价

学生提交个性化照护计划表，教师评价。

任务二　意外伤害事件的案例分析

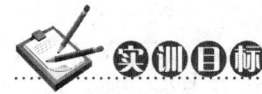

◇ 技能目标

能够分析意外伤害事件发生的原因,掌握应急处理措施,预防再次发生。

◇ 知识目标

熟练掌握养老机构意外伤害事故类型、产生原因、防范措施,以及突发事件发生后的应急处理措施。

◇ 素质目标

增强安全服务意识,培养危机意识。

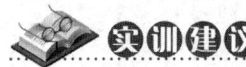

1. 学生以 4～6 人分为一组,分组讨论案例一至案例三,分析案例中机构是否有责任及其发生的原因,说明上述案例的应急处理措施,如何防止再次发生。
2. 分组进行汇报,完成实训报告。

1 学时。

1. 场地准备:养老服务实训室。
2. 学生准备:4～6 人分为一组。
3. 用物准备:笔、案例分析任务单。

【案例一】某养老机构三级护理的王爷爷入院后,其子女经常来院向他索要钱财,老人不胜其烦,情绪一直不好,渐渐萌生了轻生的念头。院方得知后,经常与老人谈心,并告知其子女。星期六早晨,工作人员因清洗拖把,打开了院边通往池塘的门锁,随后关上门,插上插销。老人趁没人注意拉开插销,偷偷跑出门外,跳入池塘溺水身亡。家属认为老人在院内死亡,院方理应负全部责任,索要数十万元赔偿金。

【案例二】张某将其父亲送至一家养老机构。几个月之中,张某的父亲与同屋住的一名老人经常会因小事产生摩擦。某晚,张某的父亲把窗户打开,想换一换空气,另一名老人感到外面风大,就起床把窗户关上了,张某的父亲很不高兴就又把窗户打开,两人因此发生争执,进而厮打起来,结果造成张某的父亲骨折。养老机构立即将其送至医院治疗,并通知了张某。经诊断,张某父亲的伤情为"右股骨粉碎性骨折"。治疗一段时间后,张某将父亲送回养老机构,并要求养老机构给予赔偿。养老机构表示,张某父亲的伤是因和另一老人打架造成的,赔偿应该找打他的人要。一时之间双方争执不下。

【案例三】年过七旬的赵爷爷被子女送到家附近的一家日间照料中心,白天老人在日间照料中心有人照顾,子女也很安心。但是,3周后老人突然从日间照料中心走失。照料中心工作人员和赵爷爷的子女到处寻找,但是两年多过去了,老人仍旧没有任何音讯。赵爷爷的子女将日间照料中心告上了法庭,要求被告赔偿精神损失费8万元,并承担为寻找老人支出的相关费用。日间照料中心认为赵爷爷当天情绪等各方面都很正常,如果没有其他原因老人即便出走,也应自己回来,因此怀疑老人患有记忆方面的疾病,但因日间照料中心在接收老人时没有做过体检,没有任何依据。

一、小组讨论

实训过程中以学生为主体,教师为主导,以小组为单位讨论案例中养老机构是否有责任及相应原因,并完成案例分析任务单。

二、教师总结

针对每组学生的案例分析任务单,教师总结学生案例分析是否全面,提出改进意见。

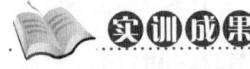

案例分析任务单。

学生提交案例分析任务单,教师评价。

任务三 膳食服务管理案例分析

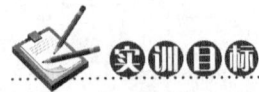

◇ 技能目标

能够根据老年人的生理变化帮助老年人科学养生,能为入住养老机构的患有特殊疾病的老年人提供营养膳食服务。

◇ 知识目标

熟知老年人的生理特征,掌握老年人的膳食营养原则。

◇ 素质目标

巩固专业思想,培养尊老爱老的职业素养。

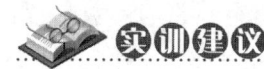 **实训建议**

1. 学生以 2~3 人分为一组,分组讨论案例,分析案例中老年人的饮食要求,完成膳食服务指导。

2. 学生分组进行汇报,完成实训报告。

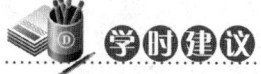 **学时建议**

1 学时。

 实训准备

1. 场地准备:养老服务实训室。
2. 学生准备:2~3 人分为一组。
3. 用物准备:实训报告纸张若干。

 实训环节

【案例】李爷爷,80 岁,自理老年人,患有糖尿病、高血压、高脂血症。居家生活时在饮食上有很多限制,导致现在营养摄取不足,身体消瘦虚弱,但又不知道哪些食物可以吃,哪些食物不可以吃。

一、小组讨论

实训过程中以学生为主体,教师为主导。基于"三高"老年人的饮食要求,学生以小组为单位讨论饮食指导,制订膳食服务报告。

二、教师总结

针对每组学生的膳食服务报告,教师总结学生饮食指导是否全面,提出改进意见。

 实训成果

膳食服务报告。

 实训评价

考查学生是否熟练掌握老年人膳食营养原则,以及是否具备为"三高"老年人提供饮食选择、为老年人提供膳食服务管理的能力。

参 考 文 献

[1] 化前珍,胡秀英. 老年护理学[M]. 4版. 北京：人民出版社,2018.
[2] 黄利全,宋艳苹,赵金平. 老年护理[M]. 北京：中国科学技术出版社,2025.
[3] 金新政,尹剑,王斌. 智慧养老[M]. 北京：科学出版社,2019.
[4] 李小寒,尚少梅. 基础护理学[M]. 北京：人民卫生出版社,2022.
[5] 刘文清,潘美意. 老年服务沟通技巧[M]. 北京：机械工业出版社,2017.
[6] 单伟颖,郭飏. 老年人常用照护技术[M]. 北京：人民卫生出版社,2021.
[7] 宋艳苹,蔡巧英. 老年照护技术[M]. 北京：北京大学医学出版社,2020.
[8] 王斌. 人际沟通[M]. 2版. 北京：人民卫生出版社,2011.
[9] 谢培豪,王芳. 实用老年照护技术[M]. 北京：科学出版社,2019.
[10] 辛胜利,霍春暖,邓宝凤,等. 养老护理员(中级)[M]. 北京：中国劳动社会保障出版社,2020.
[11] 尤黎明,吴瑛. 内科护理学[M]. 7版. 北京：人民出版社,2022.
[12] 于敏,张振霞,王燕,等. 智慧养老实务[M]. 北京：化学工业出版社,2022.
[13] 臧少敏,陈刚. 老年健康照护技术[M]. 北京：北京大学出版社,2013.
[14] 张运平,黄河. 智慧养老实践[M]. 北京：人民邮电出版社,2020.
[15] 赵文星. 老年人综合能力评估[M]. 北京：人民卫生出版社,2022.
[16] 中国社会福利与养老服务协会. 养老服务职业技能培训教材：老年照护(中级)[M]. 北京：中国人口出版社,2019.
[17] 周春美,陈焕芬. 基础护理技术[M]. 2版. 北京：人民卫生出版社,2019.
[18] 左美云. 智慧养老：服务与运营[M]. 北京：清华大学出版社,2022.